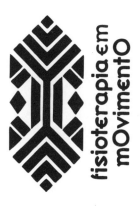

Dados Internacionais de Catalogação na Publicação (CIP)
(Câmara Brasileira do Livro, SP, Brasil)

Santos, Angela
  Postura corporal : um guia para todos / Angela Santos ;
[ilustrações Alexandre Jubran]. — São Paulo : Summus, 2005.

  ISBN 978-85-323-0869-6

  1. Postura I. Jubran, Alexandre. II. Título.

05-0815   CDD-613.78

Índice para catálogo sistemático:

1. Postura corporal : Promoção da saúde   613.78

Compre em lugar de fotocopiar.
Cada real que você dá por um livro recompensa seus autores
e os convida a produzir mais sobre o tema;
incentiva seus editores a encomendar, traduzir e publicar
outras obras sobre o assunto;
e paga aos livreiros por estocar e levar até você livros
para a sua informação e o seu entretenimento.
Cada real que você dá pela fotocópia não autorizada de um livro
financia um crime
e ajuda a matar a produção intelectual em todo o mundo.

POSTURA CORPORAL
UM GUIA PARA TODOS

ANGELA **S**ANTOS

summus editorial

POSTURA CORPORAL
Um guia para todos
Copyright © 2005 by Angela Santos
Direitos desta edição reservados por Summus Editorial

Capa e projeto gráfico: **Nelson Mielnik e Sylvia Mielnik**
Editoração eletrônica: **Acqua Estúdio Gráfico**
Ilustrações: **Alexandre Jubran**
Fotolitos: **Join Bureau**
Foto da capa: **Helio Nobre/Instituto de Tradições Indígenas / Idat (mulheres mehinaku, aldeia Uiaipiku, Parque Indígena do Xingu, Mato Grosso, 2002)**

Summus Editorial
Departamento editorial:
Rua Itapicuru, 613 – 7º andar
05006-000 – São Paulo – SP
Fone: (11) 3872-3322
Fax: (11) 3872-7476
http://www.summus.com.br
e-mail: summus@summus.com.br

Atendimento ao consumidor:
Summus Editorial
Fone: (11) 3865-9890

Vendas por atacado:
Fone: (11) 3873-8638
Fax: (11) 3873-7085
e-mail: vendas@summus.com.br

Impresso no Brasil

*À lembrança de Marilane Santos Caiano,
correta, linda, empreendedora e luminosa.*

*Agradeço a Cecília Biesemeyer,
terapeuta ocupacional,
e a Sílvia Bassanetto, fisioterapeuta.*

SUMÁRIO

Apresentação 11

1. Anatomia 13

2. A posição em pé 19

3. A posição sentada 53

4. Hérnia discal 77

5. Cuidados posturais na academia de ginástica 103

Bibliografia 119

APRESENTAÇÃO

O conteúdo deste trabalho é fruto da aplicação prática dos conhecimentos de anatomia e fisiologia de ossos, músculos e articulações na reabilitação postural de pessoas que procuram o consultório de fisioterapia queixando-se de desvios posturais ou de suas consequências. A maior parte do que aqui se discute ou se aconselha é fruto dos bons resultados da aplicação desses princípios no dia a dia do consultório. Algumas fontes foram consultadas e são citadas na bibliografia.

O desafio que enfrentei ao redigir este texto foi o de tentar ser suficientemente simples para que os leigos dele se beneficiem e suficientemente técnica para que profissionais da área de saúde por ele se interessem. Trata-se de um material com muitas imagens e o mínimo de palavras, que ilustrará a adequada postura corporal para todos os que procuram informações a esse respeito. Profissionais que tratam dos distúrbios musculoesqueléticos têm aqui material para facilitar o diálogo com seus clientes sobre a boa postura. Essa orientação é fundamental no tratamento e na prevenção de desvios posturais e de diversas afecções ortopédicas.

Angela Santos

CAPÍTULO 1

ANATOMIA

Aqueles que não são profissionais da área da saúde precisam conhecer alguns termos de anatomia antes de o assunto postura corporal ser abordado.

Coluna vertebral

A coluna vertebral é composta por vários ossos denominados vértebras, reunidos entre si por estruturas constituídas por um tipo especial de cartilagem, os discos.

No total, a coluna possui de 28 a trinta vértebras, a saber:

Sete são cervicais: correspondem à região do pescoço.
Doze são dorsais: de cada uma parte um par de costelas para formar o tórax — correspondem à região das costas.
Cinco são lombares: correspondem à região da cintura.
Cinco são soldadas para formar o sacro: as lombares e o sacro vão da cintura até os glúteos.
De quatro a seis são soldadas para formar o cóccix, que está na região dos glúteos.

A coluna vertebral, vista de perfil, divide-se da seguinte forma:

As sete vértebras cervicais formam um segmento curvo, convexo para a frente — isso é denominado **lordose cervical**.
As doze vértebras dorsais formam um segmento curvo, côncavo para a frente — isso é denominado **cifose dorsal**.
As cinco vértebras lombares formam um segmento curvo, convexo para a frente — é a **lordose lombar**.
As cinco vértebras sacrais e as quatro a seis vértebras do cóccix formam um segmento curvo, côncavo para a frente — é a **cifose sacral**.

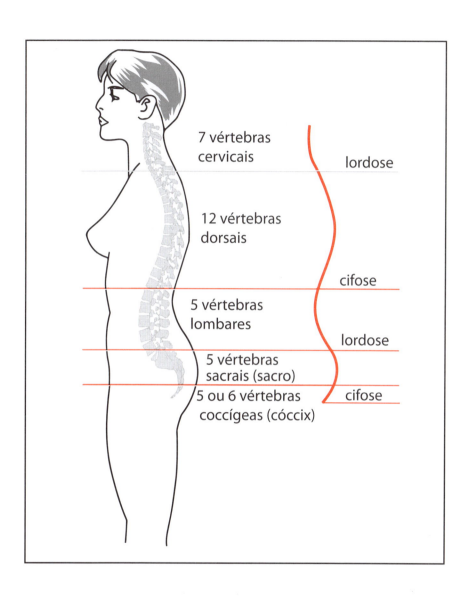

Pés

Os pés são constituídos por vários ossos, que realizam movimentos mínimos entre si, dos quais normalmente não nos damos conta. Tais movimentos têm o objetivo de promover o impulso durante o caminhar e adaptar o pé às desigualdades do solo. Aqui estão os nomes de alguns ossos e indicações de determinadas regiões dos pés citados neste livro.

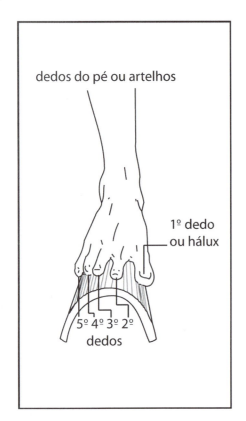

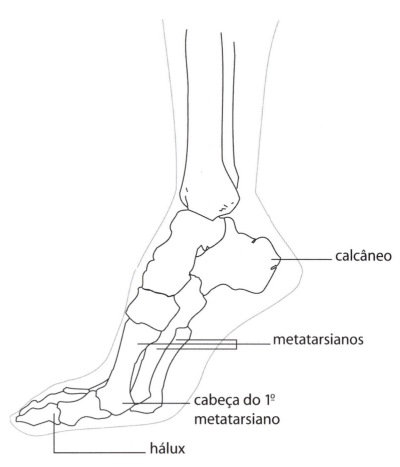

Mais alguns termos importantes de anatomia:

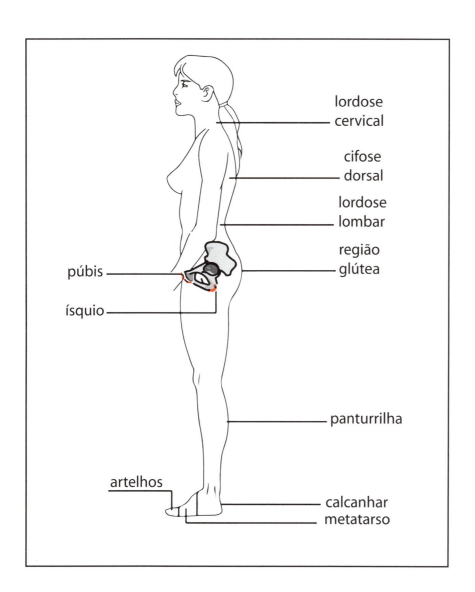

CAPÍTULO 2

A POSIÇÃO EM PÉ

Um pé bem colocado na posição em pé tem quatro pontos de apoio no chão. É desses pontos que partem as informações sobre as pressões do corpo por eles distribuídas para o sistema nervoso. Este, por sua vez, programa uma boa postura para o corpo todo com base nessas informações.

Esses pontos de apoio são: a cabeça do primeiro e quinto metatarsianos, que constitui a "base" do primeiro e quinto dedos do pé, e um ponto de cada lado do calcanhar, um externo e um interno.

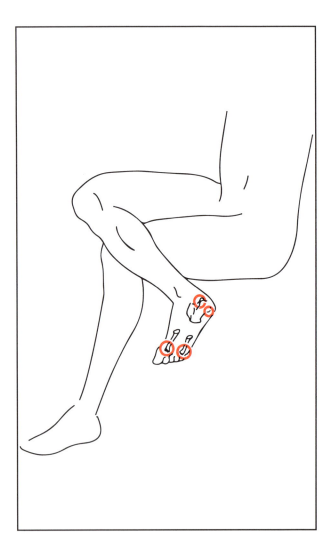

Se, por alguma razão, o pé não estiver bem alinhado e posicionar-se de forma a receber mais peso de seu lado interno ou externo, todo o corpo acima dele se desalinha.

Por exemplo, em pé, quando se apoia mais o bordo interno do pé direito, o quadril recua do lado esquerdo. Se há tendência crônica de pisar assim, o pé é denominado **valgo**. O quadril esquerdo está sempre recuado, todo o corpo se adapta a essa posição e a postura geral não é correta.

Em pé, quando se apoia mais o bordo externo do pé direito, o quadril recua do lado direito. Se há tendência crônica de pisar dessa forma, o pé é denominado **varo**. O quadril direito se apresenta constantemente recuado, levando o resto do corpo acima dele a se adaptar a essa posição inadequada.

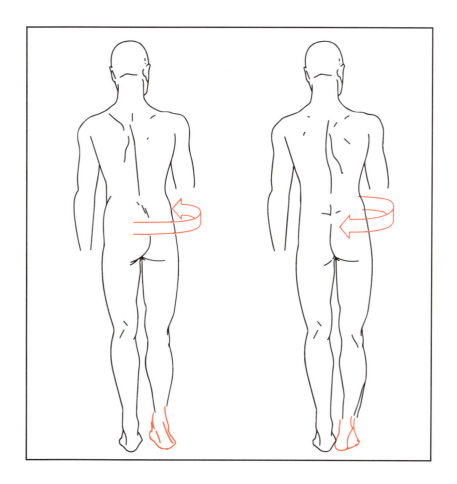

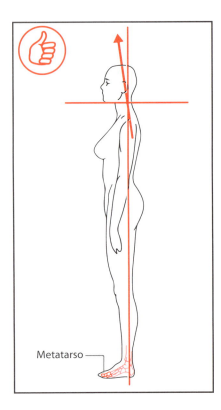

Metatarso

Boa postura em pé

Os quatro pontos de apoio já citados, de ambos os pés, devem tocar igualmente o chão.

Vistos de perfil, tornozelos, joelhos, quadris, ombros e orelha devem estar em uma mesma vertical.

As curvas naturais da coluna devem estar presentes, sem exageros: lordose cervical, cifose dorsal, lordose lombar.

A linha sob o queixo deve estar paralela ao chão, para que se preserve a curva do pescoço e a capacidade de olhar para a frente.

Os ombros devem estar soltos.

Como conseguir uma boa postura em pé

Na posição em pé, deve-se imaginar a cabeça como um balão de gás subindo para o teto em direção a um ponto situado uns dez centímetros à frente do ponto projetado exatamente acima dela. É mais uma intenção que uma ação. Não se trata de um esforço monumental.

Se isso for realizado de maneira correta, o peso do corpo tende a deslocar-se ligeiramente para a frente dos calcanhares, para a região dos metatarsos.

Umbigo *capitoné*

Se algum desconforto for sentido na região lombar, ou o abdome parecer muito solto, a primeira providência a ser tomada é cuidar da postura.

Essa sensação, no entanto, pode ser melhorada da seguinte forma: deve-se imaginar um botão de almofada costurado no umbigo, cujo fio está sendo puxado lá atrás.

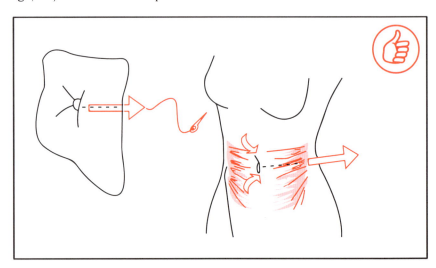

Dessa forma é possível acionar o músculo transverso do abdome. Este pressiona as vísceras abdominais, que se apoiam contra a coluna lombar, sustentando-a (veja p. 92: balão abdominal protetor).

Isso deve ser conseguido apenas colocando-se o umbigo para dentro, sem mexer a lombar, mantendo sua curva normal. Não se deve "encaixar" o quadril puxando o púbis para o umbigo, pois esse movimento desfaz a curva lombar, o que não é bom.

Raras são as ocasiões em que se deve permanecer em pé, parado, com ambos os pés apoiados no chão. Porém, essa é uma boa posição para treinar o alinhamento ideal, anteriormente descrito, que ajudará muito nas atividades exercidas na posição em pé, discutidas a seguir.

Atividades na posição em pé

No ônibus ou no metrô

O ideal é carregar tudo em uma mochila para que as mãos estejam livres para o apoio.
Afastar os pés para melhorar o equilíbrio.
Segurar com ambas as mãos em dois pontos diferentes.

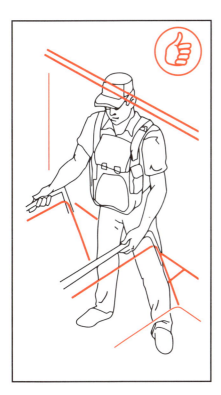
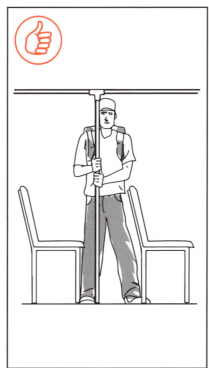

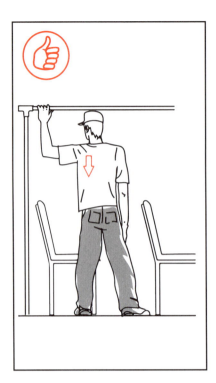

Se não for possível segurar em dois pontos baixos e a mão tiver de ser elevada acima da cabeça para fixar-se às barras de segurança, lembrar que o músculo situado acima do ombro deve estar relaxado — para tanto é necessário puxar o ombro para baixo.

Caminhar

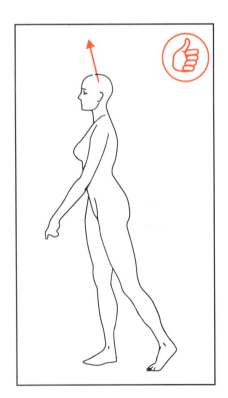

Na posição em pé, deve-se ter uma intenção constante de deslocar-se para a frente, seguindo a cabeça, que por sua vez posiciona-se como um balão de gás subindo para o teto em direção a um ponto situado uns dez centímetros à frente do ponto projetado exatamente acima dela.

Se isso for corretamente realizado, o peso corporal tende a deslocar-se ligeiramente à frente dos calcanhares, para a região dos metatarsos, o que coloca o corpo sempre em prontidão para o primeiro passo, seguindo a cabeça, que o leva para a frente e para cima.

O calçado deve ser adequado (veja pp. 40-6).

Pegar um objeto em posição elevada

Antes de elevar o braço, o ombro deve ser trazido para baixo. Ele se tornará o ponto estável para que o braço eleve-se com segurança, sem sobrecarregar a articulação. Enquanto o braço se eleva, o ombro desce. Nisso residem a eficiência e a beleza do gesto. O segredo por trás da graça e da beleza da elevação do braço de uma bailarina clássica, por exemplo, é esse.

Se não for possível pegar um objeto que se encontre acima da cabeça abaixando o ombro para uma posição de "encaixe" (veja p. 66), não o faça. Use uma escada. Esse é um excelente parâmetro para evitar acidentes domésticos, que são muito comuns e com frequência graves.

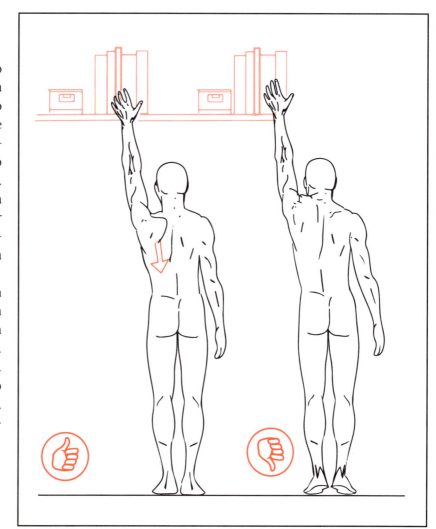

Elevar peso

Se a carga não for muito pesada nem muito pequena, flexionar ambas as pernas, situando o objeto entre os joelhos, segurar nas alças ou saliências laterais e elevá-la com a coluna absolutamente reta. Lembre-se de colocar o umbigo para dentro, formando o balão abdominal protetor (veja p. 92).

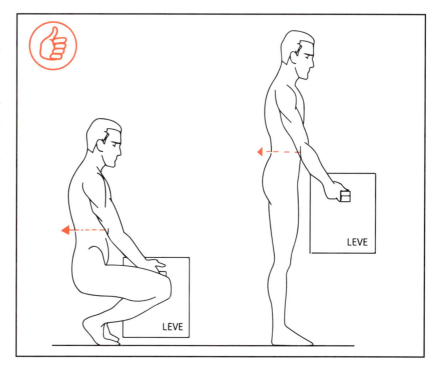

A POSIÇÃO EM PÉ

Para cargas mais pesadas, colocar um pequeno banco à frente da carga. A partir da posição anterior (pernas fletidas, objeto entre os joelhos), segurar a carga e colocá-la sobre o banco. Em pé, segurar novamente a carga com menos flexão das pernas e, com a coluna reta, elevá-la.

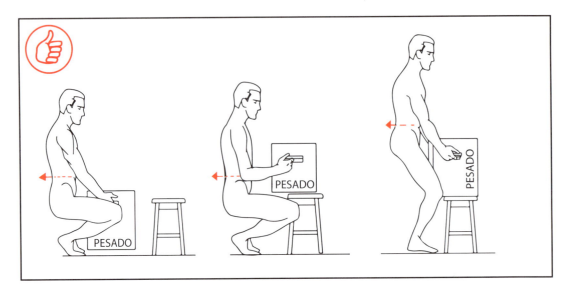

Ajoelhar sobre uma perna, mantendo a outra em flexão com apoio do pé. Segurar a carga fletindo o quadril, mantendo a coluna reta; trazer a carga sobre a coxa e a partir dessa posição elevá-la. Manter o balão abdominal protetor durante toda a tarefa.

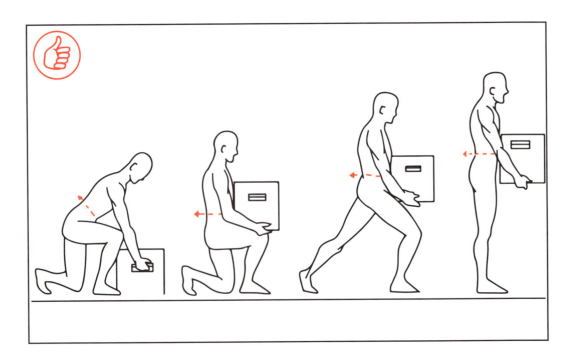

Para elevar sacolas ou cestos pesados, não se inclinar para a frente, mas utilizar as pernas, uma fletida à frente e a outra em extensão para trás.

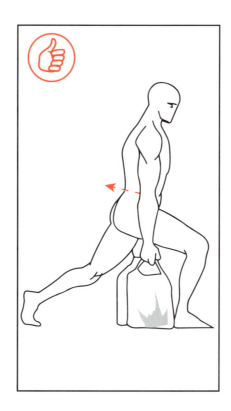

Carregar peso

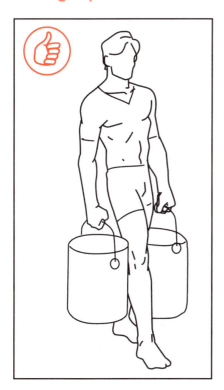

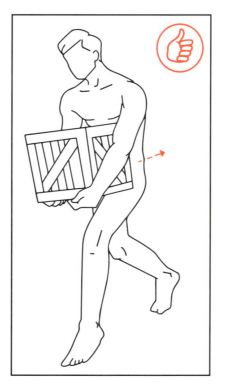

Dividir a carga em duas e carregá-la com ambas as mãos.

Um único volume pode ser carregado contra o corpo — mas sempre com o balão abdominal protetor.

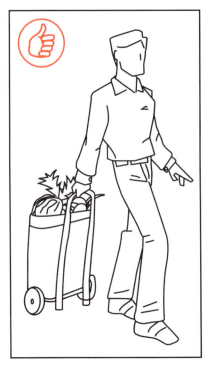

Preferir um carrinho para transportar peso. Esta também é uma boa opção para crianças na fase escolar.

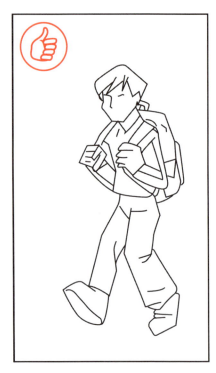

Mochila: boa opção para substituir o carrinho.

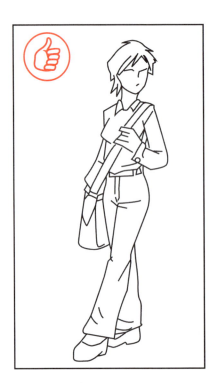

Bolsa a tiracolo: usar com a alça em diagonal (sem excesso de peso).

Carregar material escolar

Em uma época de ensino informatizado, as crianças são solicitadas, paradoxalmente, a carregar cada vez mais peso para a escola, o que causa queixas constantes de dor, cansaço e até mesmo o agravamento de problemas posturais.

Fisioterapeutas e terapeutas ocupacionais do grupo italiano de estudos sobre mochilas (*Italian backpack study*) examinaram 237 crianças acima dos 6 anos de idade que carregavam mochilas e concluíram que as dores nas costas estavam associadas ao peso e ao número de dias que as crianças carregavam as mochilas. Esses estudantes carregavam um peso que variava entre 22% e 34% de seu próprio peso corporal. Os autores recomendam que tal limite seja de 15%.

Em São Paulo, a ex-prefeita Marta Suplicy, eleita em 2000, regulamentou uma lei que determina o limite de peso das mochilas em 10% do peso do estudante. Essa lei foi publicada no *Diário Oficial do Município* em 15 de julho de 2003, tem caráter educativo e está em vigor.

Se não for possível seguir essa regra, a criança deve utilizar um carrinho para levar o material. Se a escola tiver escadas e não houver elevador, os pais devem discutir as conclusões desse estudo com professores e orientadores para, juntos, encontrarem uma solução.

São vários os fatores negativos que a civilização impõe à postura corporal humana. Se o problema do excesso de peso do material escolar puder ser eliminado, vale o esforço de todos os envolvidos.

Carregar bebê

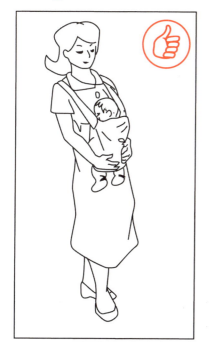

Nas primeiras semanas, carregá-lo próximo ao corpo com um suporte tipo canguru.

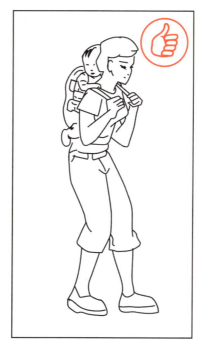

Posteriormente, carregá-lo nas costas, com a ajuda de um porta-bebê.

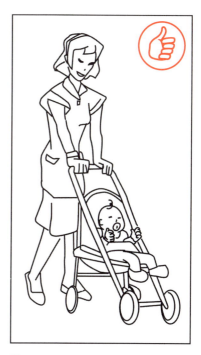

Para passeios mais longos, preferir um carrinho.

Altura do plano de trabalho para tarefas em pé

Várias tarefas domésticas se encaixam nessa modalidade: marcenaria, costura, jardinagem.

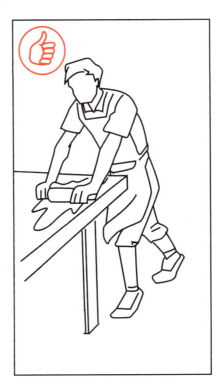

Altura aconselhável: no nível do umbigo.

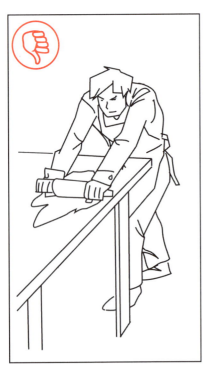

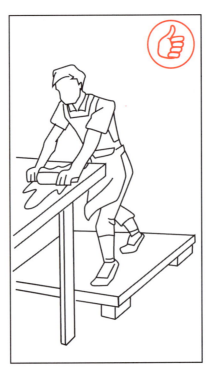

O plano mais alto leva o indivíduo a elevar os ombros durante a execução da tarefa.
Sugestão para resolver o problema: ficar em pé sobre um banco, uma lista telefônica, caixa de madeira etc.

O plano mais baixo obriga o indivíduo a inclinar-se excessivamente. Veja algumas sugestões para resolver o problema.

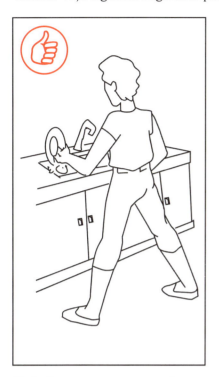
Trabalhar com as pernas abertas.

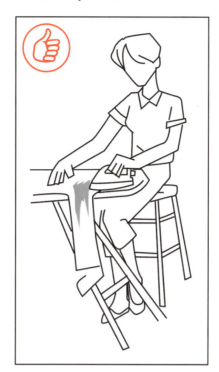
Trabalhar em posição semissentada.

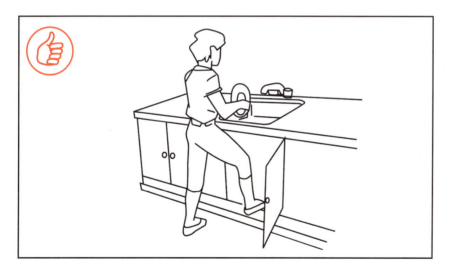
Trabalhar com uma perna à frente dobrada, e outra atrás, esticada.

Atividades domésticas

Lavar roupa no tanque, lavar louça e cozinhar são tarefas que requerem que o plano de trabalho tenha altura adequada.

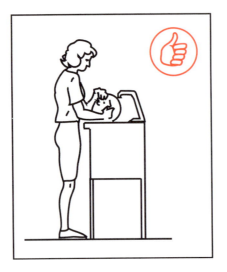

O plano de trabalho deve estar aproximadamente na altura do umbigo.

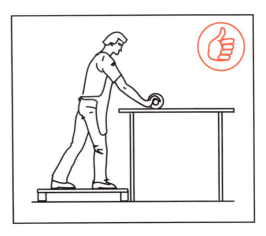

Se o plano de trabalho for mais alto, trabalhar sobre um suporte.

Quando o plano de trabalho for mais baixo, seguem-se algumas sugestões.

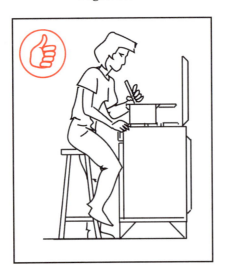

Cozinhar

Sentar sobre um banco alto em posição semissentada.

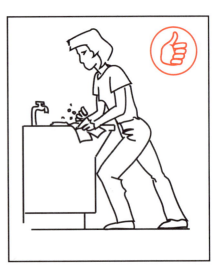

Lavar roupa no tanque

Manter uma perna à frente, dobrada, e outra atrás, esticada.

Lavar louça

Trabalhar com as pernas abertas ou na posição semissentada.

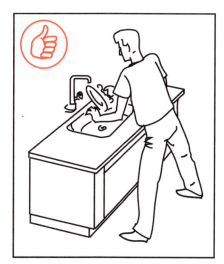 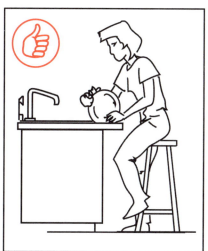

Passar roupa

Como a tábua de passar tem altura regulável, basta ajustá-la corretamente na altura do umbigo.

Quando isso não for possível e o plano de trabalho estiver muito alto, utilizar a posição semissentada ou afastar as pernas, baixando o umbigo até o plano de trabalho.

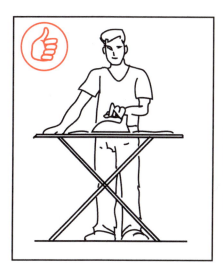 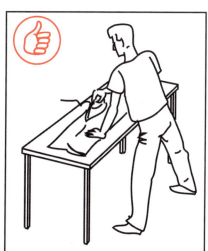

Aspirar pó

Observar o comprimento do cabo do aspirador. Ele deve ser suficientemente longo para permitir trabalhar com a coluna reta, flexionando-se a perna anterior e recuando a posterior.

Caso seja necessário ajoelhar-se para aspirar sob os móveis, fletir o quadril, manter a coluna reta e acionar o balão abdominal protetor (p. 92).

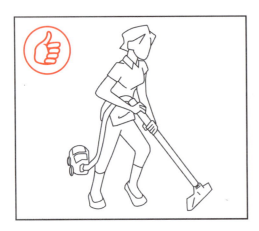
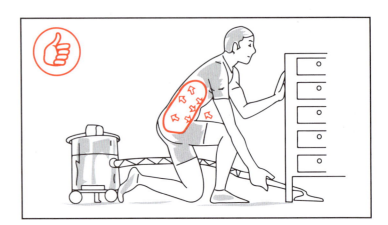

Varrer/lavar o chão e passar pano

A vassoura, o rodo e a pá devem ter cabos suficientemente longos para que não seja necessário inclinar o corpo.

Colocar o balde sobre um banquinho (eventualmente de rodinhas).

Afastar as pernas lateralmente ou colocar uma perna à frente, dobrada, e a outra atrás, esticada, ao executar a tarefa. Manter o balão abdominal protetor (p. 92).

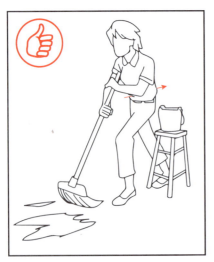
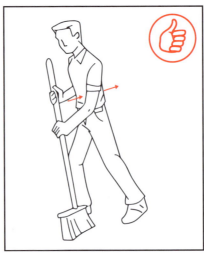
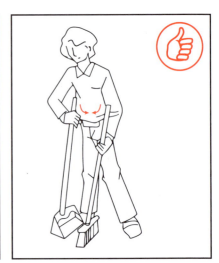

Arrumar a cama

Ajoelhar, afastar as pernas e posicionar um pé à frente e outro atrás, apoiando a mão na parede, são sugestões para realizar a tarefa com a coluna ereta. Manter o balão abdominal protetor.

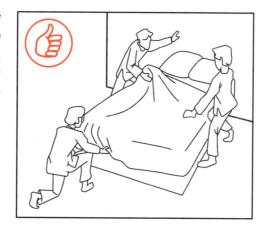

Empurrar móveis pesados e grandes

Colocar as costas contra o móvel e empurrar com as pernas, uma à frente, outra atrás, mantendo o balão abdominal protetor. Empurrar com as duas mãos e com a coluna reta.

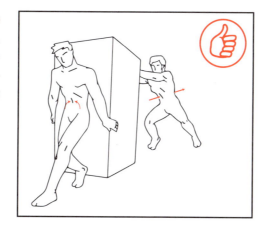

Cuidados pessoais
Tomar banho

Lavar as costas: os ombros perdem mobilidade facilmente. Apenas as pessoas naturalmente muito flexíveis e as treinadas mantêm a boa mobilidade dessa região. Assim, é aconselhável utilizar uma escova de cabo longo para lavar as costas com facilidade, sem ser obrigado a contorcionismos perigosos.

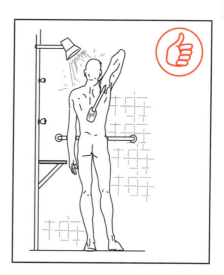

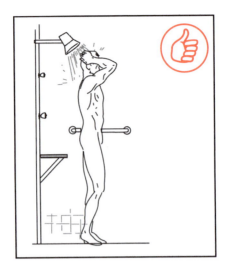

Lavar a cabeça: preferir a posição ereta, sem inclinação anterior.

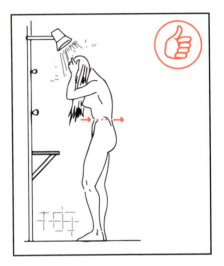

Lavar cabelo comprido: se não houver problemas de coluna, como dores frequentes ou hérnias discais, é seguro inclinar o corpo para a frente, sempre o mínimo necessário, desde que se lembre de colocar o umbigo para dentro, formando o balão abdominal protetor da coluna lombar.

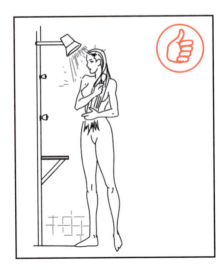

Se houver problemas de coluna, trazer o cabelo para o lado e lavá-lo na posição em pé, com a coluna ereta, utilizando uma escova de material plástico para facilitar a tarefa.

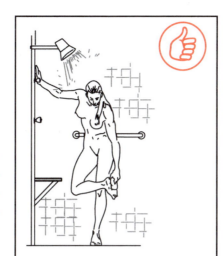

Lavar os pés: trata-se de uma situação de desequilíbrio. Mesmo pessoas jovens e flexíveis não devem correr riscos; por isso, o melhor a fazer é apoiar uma das mãos na parede.

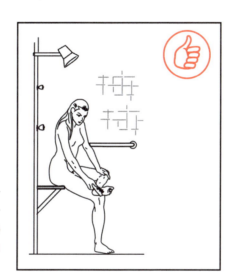

Caso haja dificuldades de movimento, utilizar a posição semissentada e uma escova de cabo longo com um banco de altura ideal adaptado.

Observar as adaptações para pessoas idosas ou com problemas motores: banco preso à parede sob a ducha em altura ideal para a posição semissentada (veja também atividades na posição sentada, — pp. 66-75); barra fixada à parede para facilitar a movimentação dentro do boxe.

Escovar os dentes

A maior parte da atividade pode ser realizada em pé: cabeça em direção ao teto e ligeiramente para a frente, ombros relaxados, escova manipulada com pouca força.

Quando se inclina para a pia, se não houver problemas lombares, basta colocar o umbigo para dentro, formando o balão abdominal protetor. Se houver problemas lombares, colocar uma perna para a frente, outra para trás e inclinar-se girando em torno do quadril, mantendo a coluna ereta e o umbigo para dentro.

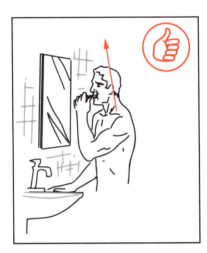
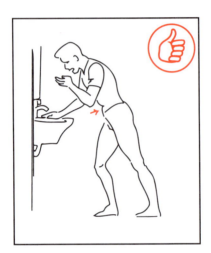

Vestir-se e calçar-se

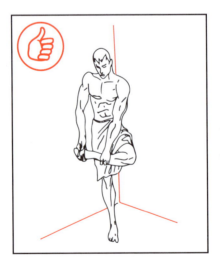

Encostar contra a parede mantendo uma perna apoiada em extensão, enquanto flexiona a outra. Melhor ainda seria encostar em algum canto do quarto, o que dá uma sensação de maior estabilidade.

Sapatos

Funções do pé

Na posição em pé, um pé bem formado tem quatro pontos de apoio no chão: a cabeça do primeiro e do quinto metatarsianos (situados na "raiz" do primeiro e do quinto dedos do pé) e um ponto de cada lado do calcanhar, um externo e um interno.

Desses pontos partem informações sobre as pressões neles exercidas pelo peso do corpo para o sistema nervoso. Se as pressões forem bem distribuídas, o sistema nervoso programa uma postura corporal normal, isto é, a mais econômica, ereta e adequada possível. Se um ponto for mais pressionado que o outro por má posição do pé ou pelo uso de um calçado inadequado, a postura resultante não será ideal – e o corpo como um todo pagará o preço por isso.

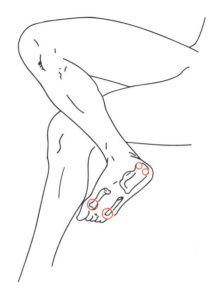

Essa estrutura que nos sustenta é composta por vários ossos que se movem entre si. Esses movimentos, porém, são milimétricos e têm duas funções principais:

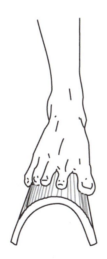

- Adaptar os pés às desigualdades do solo.

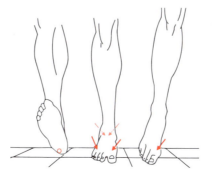

- Criar as condições para impulsionar a perna durante a marcha.

O passo

O pé que avança um passo para a frente toca o chão com o ponto de apoio externo do calcanhar.

A seguir, durante o período em que o outro pé deixou o chão, o ponto de apoio interno do calcanhar e os dois pontos de apoio anteriores tocam o chão.

No momento em que o pé deve deixar o chão para avançar, apenas o ponto de apoio anterior interno (a cabeça do primeiro metatarsiano) está apoiado. A planta do primeiro dedo do pé, o hálux, dá o impulso final para então abandonar o chão. A essa altura, o outro pé já está lá na frente, posicionado para receber sozinho o peso de todo o corpo.

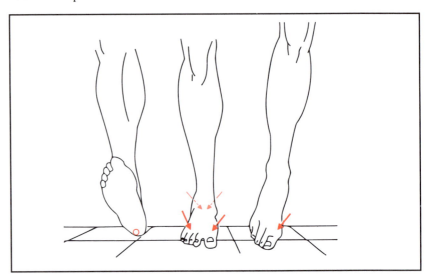

Para desempenhar tais funções de maneira correta, é necessário que os pés estejam nus ou adequadamente calçados.

Qual o sapato ideal?

Depende da função a que se destina.

Os calçados para marcha esportiva, corrida, caminhada e alpinismo são objeto de pesquisa, e a cada ano produtos cada vez mais sofisticados e bem adaptados são colocados no mercado. Quem busca informações sobre o melhor tênis para a prática de qualquer esporte não tem dificuldade em obtê-las com seus treinadores ou em lojas de material esportivo.

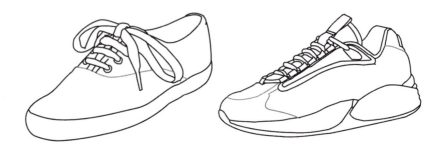

Os calçados para uso profissional (cozinheiro, soldado, bombeiro etc.) também têm fornecedores específicos.

Já o calçado para o dia a dia, com raras e caríssimas exceções, não é produzido com base em princípios funcionais, mas sim em princípios estéticos. Para trabalhar em pé, andar muito, ir ao cinema, a um casamento ou baile, não há ninguém para aconselhar além dos profissionais da moda, cujos conceitos estéticos não levam em conta o funcional, o adequado, o confortável. Aliás, sapato confortável é sinônimo de sapato feio.

Para o dia a dia, o sapato ideal é aquele que permite ou facilita ao pé desempenhar suas funções de adaptação às desigualdades do solo e de impulso na marcha. Assim, o sapato ideal tem as seguintes características:

1) A sola deve ser flexível e antiderrapante — ou pelo menos o salto deve ser recoberto de material antiderrapante.

O material antiderrapante tem função óbvia de segurança para não escorregar. A flexibilidade é fundamental para o desenrolar da função do pé no chão durante o passo.

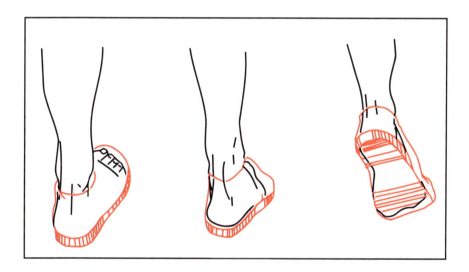

Como vimos, o pé toca o chão por um ponto lateral externo atrás, transfere o peso para o centro e abandona o chão por meio de um impulso da região lateral interna. O peso do corpo viaja pela planta em uma linha oblíqua, que vai de fora para dentro. A flexibilidade da sola permite a ela comportar-se como a planta do pé, protegendo-a mas não impedindo seu movimento, o que garante funcionalidade e elegância.

2) A largura e a altura do pé devem ser bem acomodadas.
O pé não deve ficar solto nem ser apertado. Sapatos largos podem causar bolhas por conta de atritos e pequenos movimentos que se agregam aos movimentos habituais para conseguir manter o calçado no pé, o que leva a excesso de trabalho e dor. Sapatos amarrados permitem boa adaptação à largura e à altura do pé.

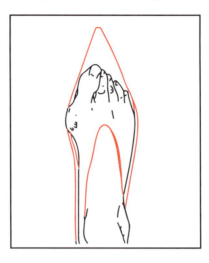

Sapatos estreitos causam deformidades por diminuírem a largura do pé, estimulando joanetes e reações inflamatórias nos pontos de maior pressão. Também causam dores e impedem a boa mobilidade dos dedos dos pés.

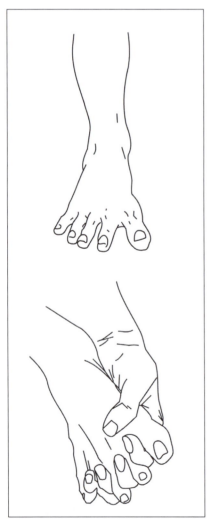

São raras as pessoas que conseguem fazer o simples movimento de abrir os dedos dos pés, ou até mesmo colocar os dedos das mãos entre os dedos dos pés com facilidade e sem dor.

No entanto, o potencial do pé para mover-se é imenso: basta observar as pessoas que, privadas do uso dos braços, desenvolvem os movimentos dos pés para realizar todas as atividades do dia a dia.

O sapato deve ser confortável desde o momento em que é calçado pela primeira vez. É absurdo o argumento de que é necessário um tempo até que ele "laceie", como dizem os vendedores. O pé não pode ser utilizado como fôrma de adaptação. Não se deve nunca comprar um sapato imaginando que no inverno o pé diminui, que com uma meia fina entrará mais facilmente, que o preço é imperdível, que o pé parece menor ou mais bonito. A única razão para comprar é que ele caia "como uma luva" (ou como uma meia), que seja uma delícia nos pés, que seja um estímulo e não uma tortura ao caminhar.

3) O bico deve seguir a forma da ponta do pé.

Se for quadrado, não há problema.

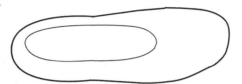

Se for bicudo, há duas possibilidades:

- O bico deve "moldar-se" à forma do primeiro dedo do pé, dando espaço para os demais se acomodarem sem aperto.

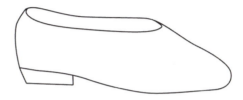

- A forma do bico deve começar a ser desenhada a partir do primeiro dedo — esse modelo resultaria em um sapato bem maior que o pé que o calça, como um sapato de Aladim.

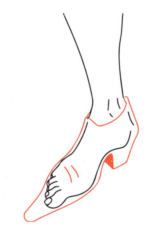

Um jeito fácil de saber como o pé está acomodado dentro do sapato é desenhar sobre uma folha de papel a planta do pé e, em seguida, colocar por cima o sapato e traçar seu contorno.

É claro que o ideal seria que ambos os contornos coincidissem. Quanto menor o contorno do sapato em relação ao do pé, maiores as pressões que este suporta.

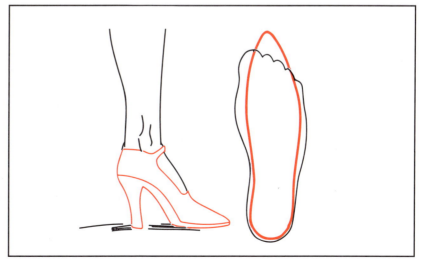

4) O salto não deve impedir que o calcanhar tenha dois pontos de apoio no chão.

Nem que o primeiro ponto do pé a atingir o chão no passo anterior seja o lateral externo do calcanhar, e o último, o lateral interno do lado do primeiro dedo.

Um salto alto e fino não permite dois pontos de apoio no calcanhar. Dependendo da altura, apoia-se diretamente a região anterior do pé no primeiro contato com o chão.

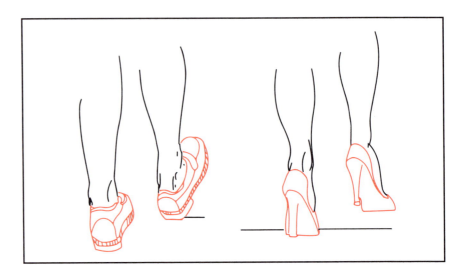

O sapato deveria servir para aprimorar as funções do pé, protegendo-o, e não impedindo a transmissão das informações das pressões sobre os pontos adequados de apoio ou os movimentos necessários ao caminhar. Deveria ser concebido com base em critérios de funcionalidade e não de estética. Ideal mesmo seria o somatório de ambos. A mim, esse somatório parece óbvio: afinal, o que pode ser mais elegante que um caminhar que se desenvolve com segurança e fluidez?

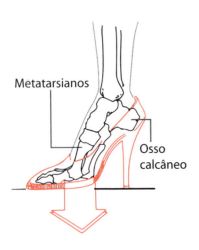

O salto alto

Um salto alto e fino torna impossível tocar inicialmente o chão com o calcanhar no passo anterior. Ao apoiar-se o sapato de salto alto no chão, o pé escorrega para a frente, estreitando a largura do pé. Essa nova posição impõe enorme peso à base dos metatarsianos, que é uma região muito mais frágil que o calcanhar. Este é constituído por um único osso, o calcâneo, largo e forte, que parece ter sido feito para receber peso. Se a isso associar-se um bico fino, o primeiro dedo fica ainda mais apertado, estimulando a formação de calos, processos inflamatórios ou mesmo o desenvolvimento de joanete nas pessoas com essa tendência.

Na região posterior da perna, denominada panturrilha, encontram-se músculos fortes, que têm a função de impulsionar o corpo para a frente quando andamos e segurar a perna na posição vertical quando paramos.

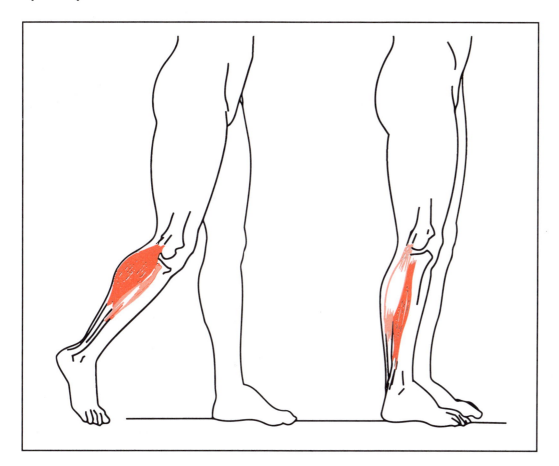

Assim, quando estamos em pé, o tempo todo ela está trabalhando. Por essa razão, se não for alongada com frequência, sua tendência a retrair-se será muito grande.

Se o calcanhar é mantido elevado o tempo todo pelo uso constante de salto alto, essa retração é ainda maior.

Existem mulheres que não conseguem mais andar com os pés descalços ou com tênis por sentirem dores nas panturrilhas, que chegam a refletir até a coluna. Isso faz que muita gente (incluindo aí ortopedistas e fisioterapeutas) aconselhe-as a utilizar um pequeno salto, de "apenas" cinco centímetros como tamanho ideal. Isso acomoda a retração dos músculos da panturrilha e alivia a dor ao caminhar, mas estimula e perpetua a retração, que pode causar dores e outras retrações posteriormente, sendo a coluna lombar a mais forte candidata a sofrer as consequências de tal retração.

A retração dos músculos das pernas deve ser tratada: a pessoa deve voltar a ser capaz de colocar o calcanhar no chão sem dificuldade, e não passar o resto da vida andando na ponta dos pés, de salto alto.

Por que causam horror os relatos sobre mulheres chinesas que até poucas décadas atrás tinham seus pés amarrados e deformados desde a infância e não causam espanto os saltos que as mulheres se impõem nas ocasiões mais inadequadas, como em dias de festa, casamento ou baile? São exatamente essas as ocasiões em que se passa horas em pé recebendo cumprimentos ou dançando, atividades que requerem sapatos muito funcionais.

Se a razão for elegância, será que todas aguentam ficar com os sapatos até o fim da festa?

Será que todas saem pela porta da frente com a mesma "elegância" com que por ela entraram horas antes?

Elegância para realizar qualquer atividade requer naturalidade. Quem não tem o hábito de usar salto alto não consegue andar com desenvoltura quando, vez ou outra, precisa usá-lo. E quem tem o hábito paga o preço de não conseguir mais colocar o calcanhar no chão sem sentir dor.

Dos males o menor

As clientes baixinhas dificilmente abandonam o salto alto quando orientadas pelo médico ou fisioterapeuta. Se a mulher quer crescer graças a esse artifício, acaba parecendo uma mulher baixinha de salto, e nunca uma mulher alta, mas, enfim, não são apenas as pequeninas que querem aumentar a estatura.

Estar calçado de forma a elevar-se do chão, enxergar o próprio pé menor ou ser muito maior do que de fato é compõe a própria imagem e parece ser uma maneira de as pessoas se sentirem mais seguras, mais amadas ou aceitas.

Adoraria lançar um novo movimento estético que se iniciasse pelo trato dos pés. Infelizmente, não tenho competência para tanto. Essa história de calçado é assunto também para antropólogos, sexólogos, estilistas e psicólogos.

Como fisioterapeuta quero deixar minha opinião e contribuição.

Parecer alto é questão de postura corporal.

De perfil, orelha, ombro, quadril, joelho e tornozelo devem estar na mesma vertical. As curvas da coluna devem ser harmônicas e alongadas. A barriga deve ser "contida" por músculos tônicos. Uma linha invisível deve parecer estar tracionando o alto da cabeça para cima e ligeiramente para a frente, como se o corpo estivesse pronto para avançar, mas sempre bem colocado e à vontade na vertical em que está.

Subir em um salto ou em uma plataforma sem seguir essas regras pode fazer o corpo parecer mais sobrecarregado, arcado e sofrido, apesar de estar elevado do chão.

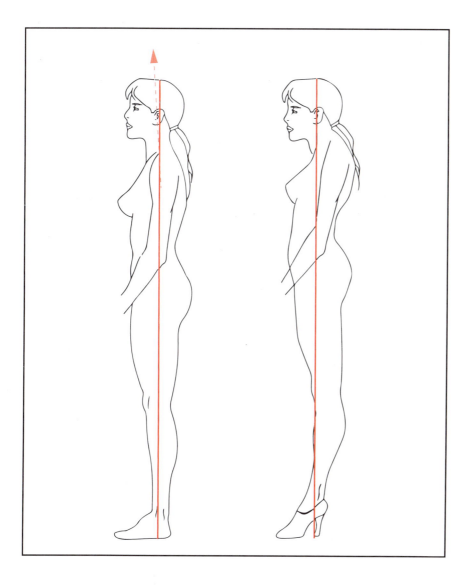

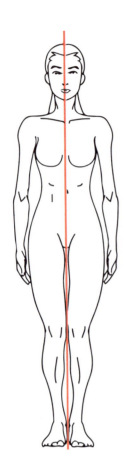

De frente, os ombros devem situar-se longe das orelhas, permitindo ver um pescoço livre, o maior possível para o corpo em questão, e a curvatura da cintura alongada e simétrica.

Assim:

No que diz respeito a bicos finos e formas menores que a largura do pé: NÃO DEVEM SER USADOS EM HIPÓTESE ALGUMA.

No que diz respeito a saltos e plataformas para crianças e adolescentes ainda em fase de crescimento, NÃO DEVEM SER PERMITIDOS EM HIPÓTESE ALGUMA.

O ideal seria que todos estivessem sempre calçados de forma adequada, seguindo os princípios inicialmente expostos. Como isso não é possível, são analisadas a seguir algumas formas de calçados que, apesar de não serem ideais, são o menor dos males.

Plataformas

É um jeito de "crescer" sem obrigar o pé a apoiar-se sobre uma superfície em declive.

Para utilizá-las é importante que o calcanhar não tenha tendência a apoiar-se assimetricamente, muito para dentro ou para fora.

Um calcanhar desequilibrado força a estrutura da plataforma, que se inclina, o que é esteticamente inaceitável e funcionalmente perigoso, em especial quando não há sustentação do pé atrás (calçado tipo tamanco).

Quando o pé calçado dessa forma toca uma superfície irregular que desequilibra lateralmente o pé, este tende a se torcer muito facilmente. Isso dá origem a estiramentos ligamentares graves e mesmo a fraturas na região do tornozelo. Vale lembrar que mesmo uma pessoa sem esse desequilíbrio também corre tal risco — menor, mas corre.

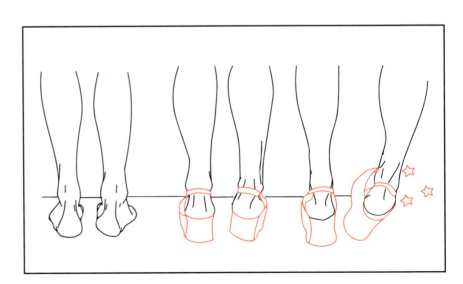

Por ser rígida, a plataforma não possibilita nenhuma flexibilidade na sola. Para compensar essa falta é importante que a região anterior seja ligeiramente desbastada para permitir um movimento como o de uma cadeira de balanço para a frente, que permite o passo anterior.

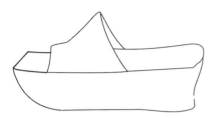

Resumindo:

- Não se deve usar calçado com plataforma quando se caminha na terra, na areia ou em locais de superfície muito irregular, como as calçadas de São Paulo, por exemplo.
- O pé não pode ter tendência a pisar para fora (em varo) ou para dentro (em valgo).
- É necessário um formato abaulado do solado para permitir o passo anterior.
- O grande inconveniente das plataformas é o perigo de desequilíbrio lateral; prefira as não muito altas.
- É preferível que o pé seja contido por um suporte posterior.

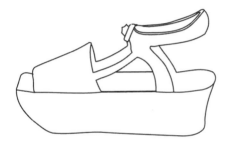

- Associar plataforma e salto seria o mesmo que juntar os inconvenientes do salto com o perigo dos desequilíbrios laterais do pé.

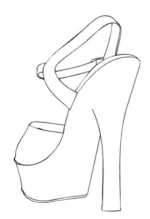

Saltos altos razoáveis

- Têm largura suficiente para permitir dois apoios posteriores e permitem ao pé apoiar-se primeiro no calcanhar, no passo anterior.

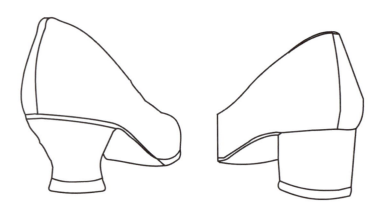

- Têm altura em torno de cinco centímetros para um pé de tamanho 36 ou maior; se o pé for menor, é necessário experimentar e sentir se o peso não se concentra excessivamente na cabeça dos metatarsianos, na frente.

- Devem associar-se a bicos quadrados ou finos anatômicos.

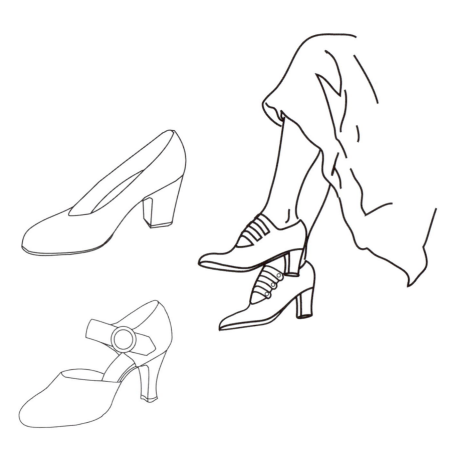

- Devem-se evitar a todo custo saltos altos e finos, especialmente se houver tendência a apoiar o pé excessivamente para dentro ou para fora. O salto torna esse desvio postural muito evidente, o que anula a elegância que se procura com tanto sacrifício.

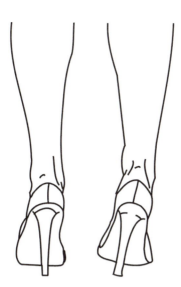

Babuches, sandálias, tamancos e escarpins

Associados ou não a saltos razoáveis, devem ter uma gáspea (parte superior e dianteira do calçado) alta, que cubra o peito do pé para que esse apoio superior compense a falta de apoios laterais e posteriores.

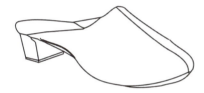

Para que não haja pressão desconfortável sobre o peito do pé contra o bordo da gáspea do calçado, quando o pé está atrás com o calcanhar elevando-se do chão no passo posterior, tal calçado deve:

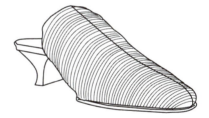 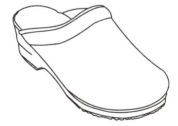

- Ser de material flexível, como elástico ou de tecidos com laicra.

- Na região do bordo deve haver forro almofadado com espuma, como em alguns modelos clássicos de tamancos dinamarqueses.

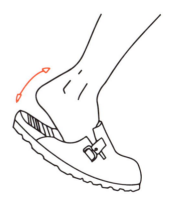 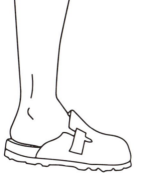

- Ou então ter uma folga que compense a elevação do pé como nos modelos Boston da Birkenstock.

CAPÍTULO 3

A POSIÇÃO SENTADA

Como sentar?

Mantendo a coluna na mesma posição em que se encontrava na posição em pé. Isso só é possível sentando sobre os ísquios.

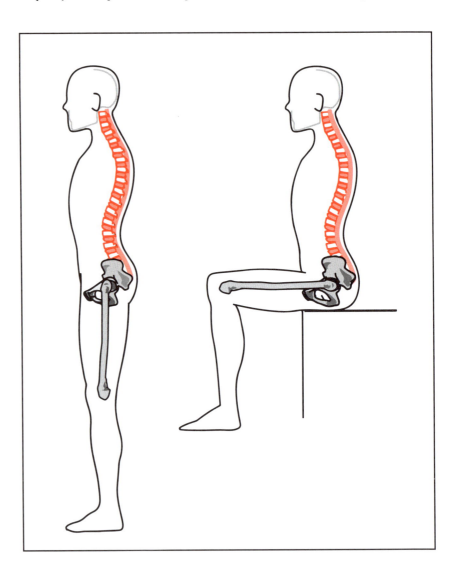

Como localizar os ísquios?

Providenciar um pedaço de bambu, um cilindro de madeira ou um pedaço desses tubos de espuma usados como boia de piscina, de oito centímetros de diâmetro, cortado ao meio.

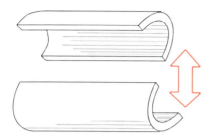

Essa estrutura convexa deverá ser apoiada sobre a cadeira. Ao sentar-se sobre ela, as saliências ósseas, uma dentro de cada glúteo, se farão sentir imediatamente.

Esses são os ísquios, os ossos sobre os quais se deve sentar.

Se os ísquios forem apoiados à frente ou atrás do ponto mais alto do suporte convexo, a coluna desaba.

Se forem apoiados exatamente sobre o ponto mais alto, a coluna endireita-se e não tem como se manter de outra forma.

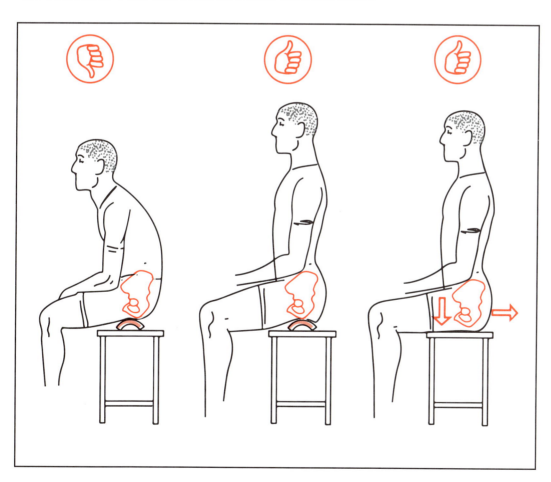

Ao retirar-se o suporte, a sensação dos ísquios ainda está presente, e ficam claros os pontos que devem ser apoiados. Depois de alguns treinos como esse, é possível sentar-se automaticamente de forma adequada. Nessa posição, a extremidade inferior da coluna, o cóccix, tende a ir para trás, o que mantém a lordose lombar, e o púbis tende a ir para baixo, no sentido do assento.

Sentar na cadeira

Posição das pernas

Os joelhos devem se manter a 90°, ou menos, para que a região posterior das coxas não seja comprimida.

Se a cadeira for muito alta, a região posterior das coxas é comprimida, o que leva à diminuição da circulação, com consequentes formigamentos e desconforto.

Esse desconforto leva a pessoa a cruzar as pernas, o que também acaba por prejudicar a boa circulação de retorno.

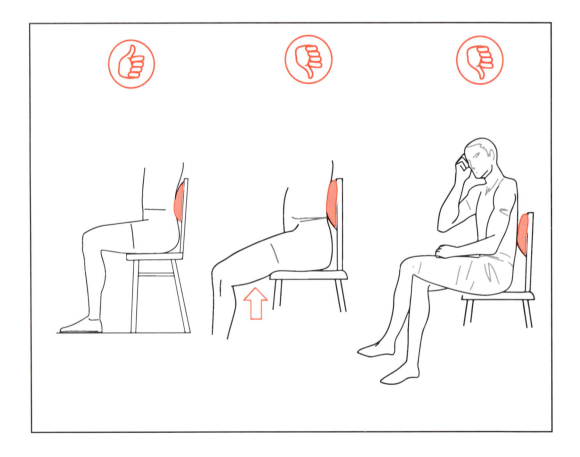

Características de um bom assento

Deve ser firme. Não necessariamente duro, mas firme.

Sua altura deve permitir o bom posicionamento das pernas: joelhos a 90º (ou menos) e tornozelos a 90º.

Sua profundidade deve ser menor do que a coxa de quem está sentado.

Dessa forma, a região lombar toca facilmente o encosto da cadeira, onde deve haver um apoio arredondado que sustente a coluna lombar. Assim, os ísquios, sempre apoiados, posicionam o quadril de tal forma que a coluna como um todo é levada a manter-se ereta, e a lombar bem apoiada pode relaxar sem perder sua curva normal, não sobrecarregando, portanto, os discos.

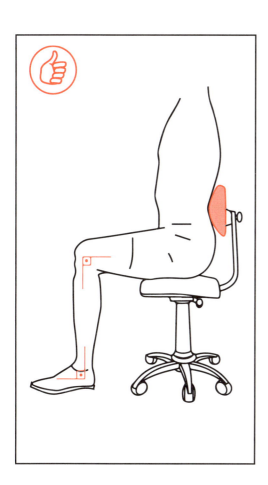

Adaptando o assento a si

No local de trabalho habitual não é difícil ter um assento adaptado às próprias medidas. Existem cadeiras de escritório com altura e encosto reguláveis, como os da ilustração.

Se esse tipo de cadeira não estiver disponível, uma adaptação fácil é a seguinte: em uma cadeira de assento reto, que não seja oblíquo para trás, colocar uma almofada para diminuir sua profundidade ou tornar o encosto mais homogêneo, se necessário, e acrescentar um apoio arredondado na lombar para sustentá-la.

Existem almofadas de espuma com forma do dorso de um tatu, que servem de apoio arredondado. Caso isso não esteja disponível, improvisar enrolando um pedaço de espuma de dois ou três centímetros de espessura, vinte centímetros de largura e trinta de comprimento, amarrando as extremidades como uma bala e prendendo-a no encosto da cadeira. Se esta for muito alta, colocar um apoio sob os pés de forma a permitir que joelhos e tornozelos fiquem em ângulo reto.

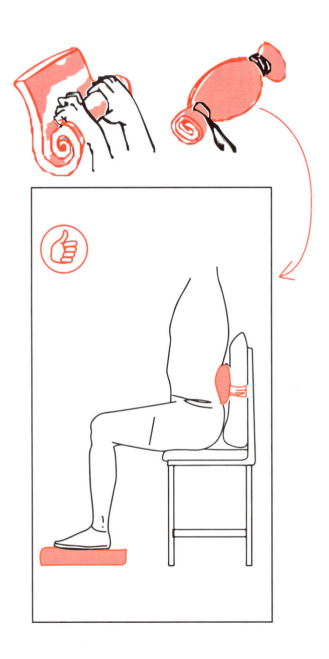

Para trabalhos temporários em locais diferentes, deve-se preferir um simples banquinho de madeira, no qual se pode sentar durante uma hora adequadamente, a uma linda, macia e profunda cadeira de presidente-diretor-geral, que impede sentir onde estão os ísquios e não dá apoio lombar.

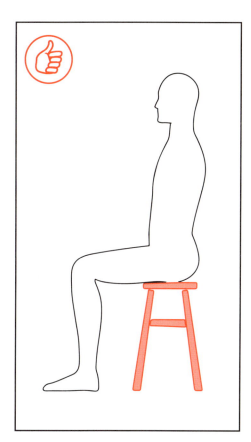

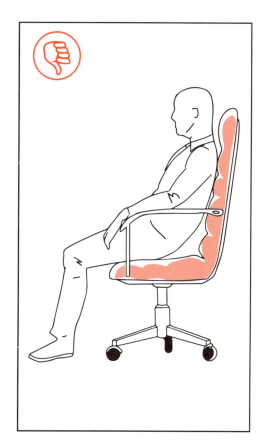

Na sala de estar, sofás e poltronas devem ter estofamento firme e muitas almofadas para que as pessoas possam completar a distância entre a lombar e o encosto. Blocos de madeira ou de espuma (de densidade 28 ou mais, de trinta centímetros de largura, quinze centímetros de altura e vinte centímetros de profundidade, forrados de tecido lavável que combine com os móveis) são indispensáveis para servir de apoio para os pés de pessoas pequenas ou em fase de crescimento, cujas pernas não atingem o chão ao sentar.

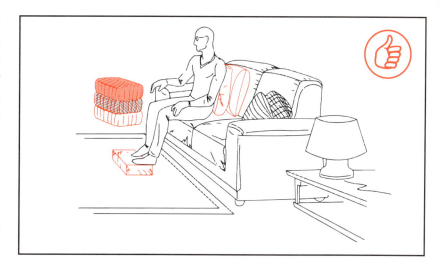

Sentar no chão

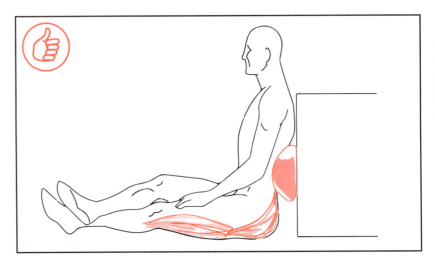

Para sentar adequadamente no chão, a regra é a mesma: manter a coluna na mesma posição em que se encontrava quando em pé. Isso requer boa flexibilidade dos músculos que estão atrás das coxas e dos quadris.

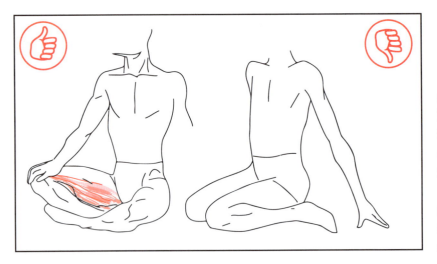

Se a posição a ser adotada for a de pernas flexionadas e a de joelhos separados (de índio), além da flexibilidade dos músculos atrás dos quadris é necessário a do interior das coxas.

Muitos têm facilidade para sentar em W. Essa posição deve ser evitada, especialmente pelas crianças.

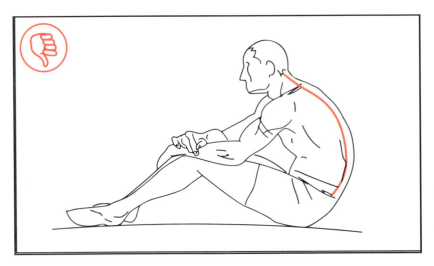

Se não for possível sentar facilmente no chão nas posições descritas, é necessário procurar alongar-se, de preferência sob supervisão de um profissional.

Mas é sempre possível adaptar-se, sentando sobre o bloco de espuma descrito anteriormente ou improvisando, sobre um dicionário, uma caixa de madeira etc.

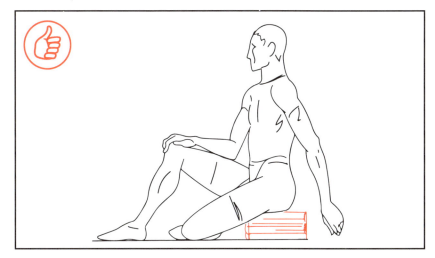

Sentar no chão de forma correta só é possível para quem criou o hábito desde pequeno, mas alguém que tenha dificuldades pode querer adotar tal posição:

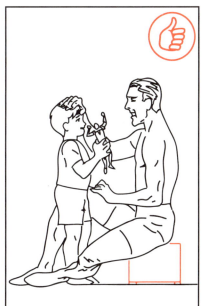

- Porque se tornou pai e quer brincar com o filho no chão.

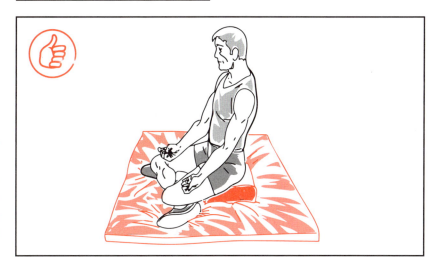

- Porque resolveu praticar meditação. Se essa posição for mantida muito tempo, colocar o suporte sobre um tapete de espuma macia, suavizando o apoio dos ossos da lateral do pé, que de outra forma ficam doloridos com a pele local áspera e escurecida.

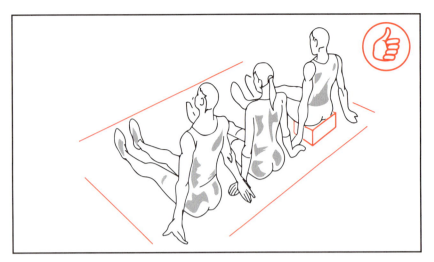

- Porque resolveu fazer ginástica.

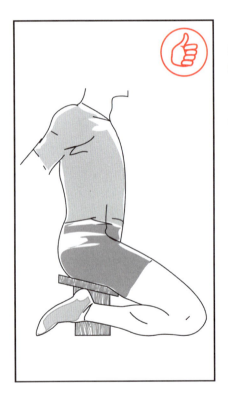

Portanto, se em alguma dessas circunstâncias nota-se que a coluna não se mantém ereta, com a lordose lombar preservada, um suporte deve ser colocado sob os ísquios.

Outra charmosa possibilidade é adotar um banquinho de assento inclinado para a frente (banco Zen de Glaico Costa).

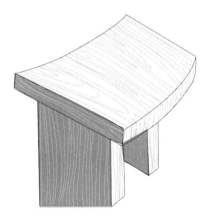

Cadeiras, poltronas e sofás

Cadeiras

Não devem ser muito fundas nem muito altas. Dessa forma, adaptam-se à maioria das pessoas.

Devem possibilitar apoio lombar. O encosto precisa avançar ou possibilitar que nele se coloque um apoio para a lombar.

De escritório

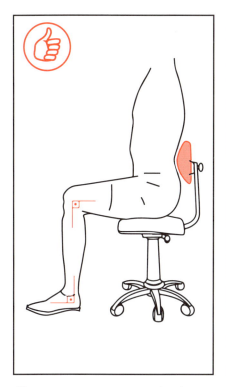

Com assento e encosto de alturas reguláveis.

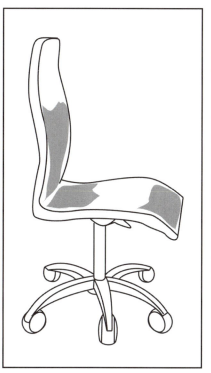

Com encosto abaulado para dar apoio à região lombar.

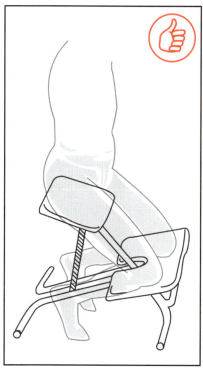

Sem encosto e com o assento inclinado anteriormente, obriga a bacia a inclinar-se para a frente, lordosando a coluna lombar, encontrando com facilidade apoio sobre os ísquios. Inconveniente: se for utilizada durante muito tempo, o apoio na região anterior das pernas pode causar dor local e inchaço nos pés.

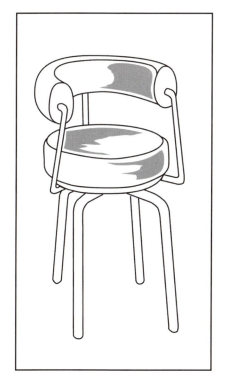

Outra possibilidade de apoio lombar. Essa banqueta é um modelo clássico de Corbusier.

Para sala de jantar

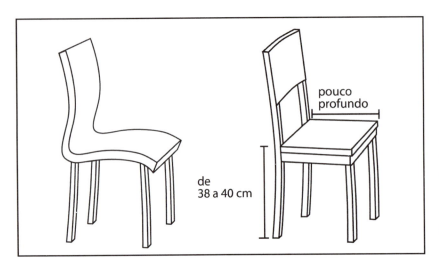

Existem muitos modelos que seguem o critério de encosto abaulado de apoio lombar.

Se essa solução não for possível, observar: altura que favoreça a maioria das pessoas da casa e assento não muito profundo para que os pés sejam bem apoiados, joelhos a 90° (ou menos) e tornozelos a 90°.

Poltronas de encosto articulado

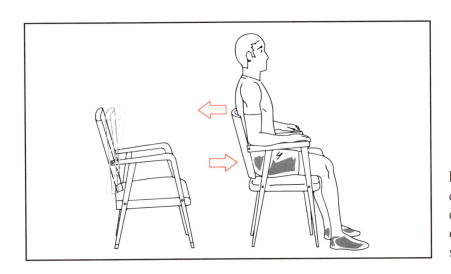

De forma que, quando a região dorsal se apoia na parte superior do encosto, a parte inferior deste desloca-se para a frente, dando sustentação à lombar.

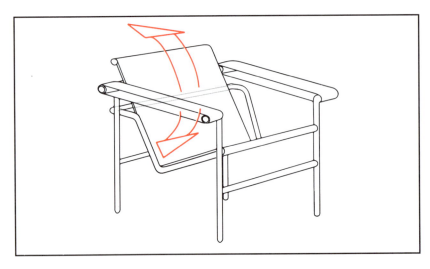

Este modelo com encosto articulado é um clássico de Corbusier.

Poltronas e sofás

O ideal são modelos rasos e de estofamento firme, de maneira a permitir a qualquer pessoa conseguir sentar-se bem. No geral, são muito fundos e requerem adaptações.

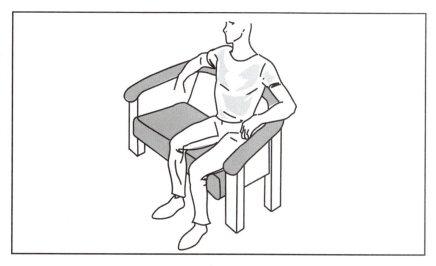

Eis as sugestões dadas anteriormente para a adaptação dos móveis na sala de estar.

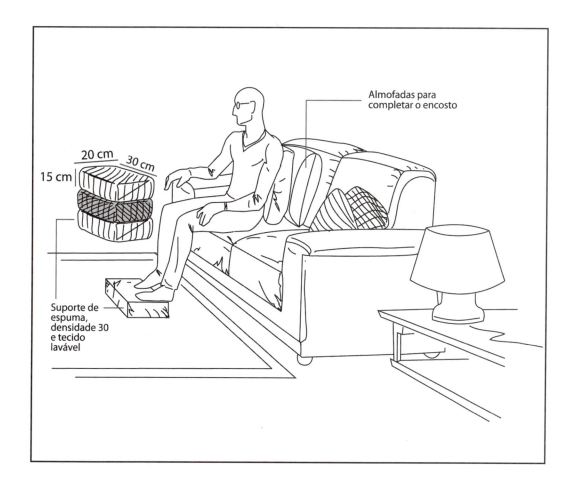

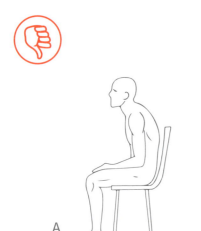

A

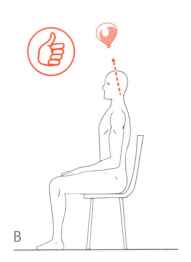

B

Atividades na posição sentada

Assim como na posição em pé, todas as atividades na posição sentada requerem uma "intenção" de elevação da cabeça para cima e para a frente, como um balão de gás subindo para o teto em direção a um ponto situado uns dez centímetros anteriormente ao ponto projetado exatamente acima dela. Isso faz que o pescoço se alongue sem perder a curvatura, e que as orelhas distanciem-se dos ombros.

Quando os braços forem solicitados para atividades leves como digitar, apenas a intenção de "crescer" o alto da cabeça para um ponto situado para cima e ligeiramente para a frente é suficiente para manter os ombros bem colocados e as orelhas distanciando-se dos ombros. Se a atividade necessitar de mais força, os ombros devem descer, de forma ativa e consciente, e estabilizar-se numa posição dita "de encaixe".

O que é "ombro encaixado"?

É aquele no qual a escápula é tracionada o máximo possível para baixo. Ela é mantida nessa posição com certo esforço de músculos que saem da região inferior do tronco. Esse esforço é tanto maior quanto maior for a força que a mão deverá exercer. Esse osso é então achatado contra as costelas.

Ao ser "encaixado", o ombro distancia-se das orelhas. Clavícula e escápula formam uma âncora, um ponto estável para que os braços realizem movimentos de força ou precisão. Mesmo quando a atividade requer elevação dos braços a 90° ou mais, os ombros devem descer, distanciando-se das orelhas. Dessa forma, os músculos do pescoço conseguem permanecer relaxados.

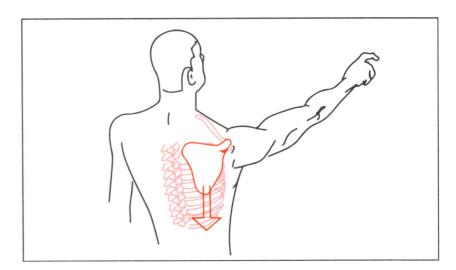

Digitar

O assento ideal (veja p. 63)

A cadeira deve ser firme.

A profundidade do assento deve permitir à lombar atingir o encosto em que deve receber sustentação.

A altura deve permitir aos pés tocar o chão e os joelhos têm de permanecer a 90° ou menos.

Altura da tela: com a cabeça mantida para cima e levemente para a frente, linha inferior do queixo horizontal, o centro da tela deve estar na altura dos olhos, o que mantém a curva cervical em sua lordose natural.

Para utilizar o *mouse* não há necessidade de o olhar desviar-se da tela, e o pescoço permanecerá nessa boa posição. Quem utiliza preferencialmente o teclado, para textos e planilhas, deve aprender a digitar às cegas. Manter o olhar abaixado requer retificação da curva cervical, abolindo a lordose, o que é péssimo em longo prazo. Esse pode ser o primeiro passo para dores de cabeça constantes, hérnias cervicais e artroses precoces.

Quem digita muitas horas por dia deve providenciar um apoio para os antebraços e procurar orientação para realizar alongamentos frequentes dos ombros e dos músculos dos antebraços e das mãos.

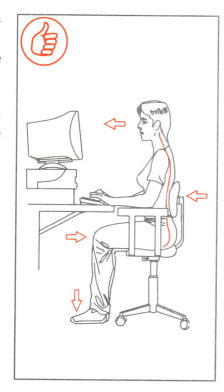

Dirigir

É preciso seguir no carro as mesmas regras para sentar-se bem:

Sentar sobre os ísquios.

Apoiar a lombar: alguns carros já têm um abaulamento nessa região, que constitui um bom suporte. Se esse não for o caso, colocar o encosto do banco o mais vertical possível, e providenciar uma pequena almofada de espuma que deve ficar presa no local para que, ao dirigir, a coluna lombar sempre mantenha sua lordose. Esse cuidado é especialmente importante para os portadores de hérnia lombar.

Essa pequena almofada deve ficar acima do sacro.

Sempre que possível, tente "lembrar" da cabeça como um leve balão de gás subindo em direção ao céu, para cima e ligeiramente para a frente. Mais uma intenção do que uma ação, essa postura deve ser agradável e fácil, quando então o efeito é evidente.

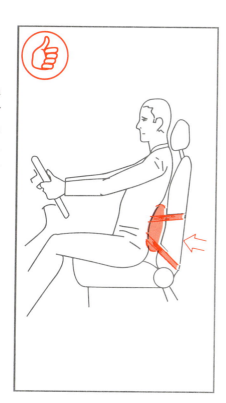

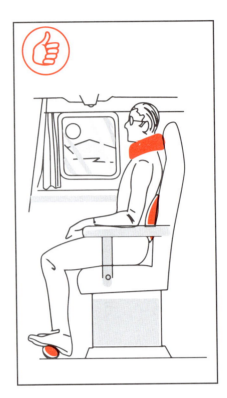

Fazer longas viagens na posição sentada

No carro, ônibus, trem ou avião deve-se ter o cuidado de:

- Manter a lombar apoiada, conforme já discutido, com uma pequena almofada de espuma. Pode-se usar, por exemplo, o pequeno travesseiro que as companhias aéreas colocam à disposição dos passageiros, enrolado na forma de um cilindro.
- Para dormir ou cochilar, manter o pescoço com um colar inflável de apoio cervical (que pode ser encontrado em lojas de produtos para viagem). Esse cuidado é especialmente importante para quem tem hérnias discais ou dores frequentes na região.
- Para evitar inchaços nos pés, deve-se movimentá-los com frequência ou manter uma bolinha de tênis no chão sobre a qual se massageie suavemente a planta dos pés de vez em quando, o que favorece a circulação de retorno.

Usar o telefone

Levar o fone ao ouvido, descendo o ombro.

A cabeça é um leve balão de gás que sobe em direção ao céu. Para cima e ligeiramente para a frente. Ela não se inclina em direção ao telefone.

Quem usa o telefone muitas vezes ao dia deve providenciar um bloco de notas firme, fixado em um suporte pesado para não necessitar de ambas as mãos para escrever e se ver obrigado a segurar o telefone entre o ombro e a cabeça inclinada.

Quem utiliza o telefone profissionalmente deve optar por um fone que se fixe ao ouvido, o que deixa as mãos livres para o trabalho.

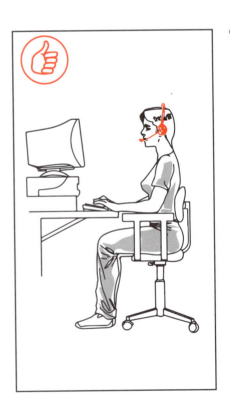

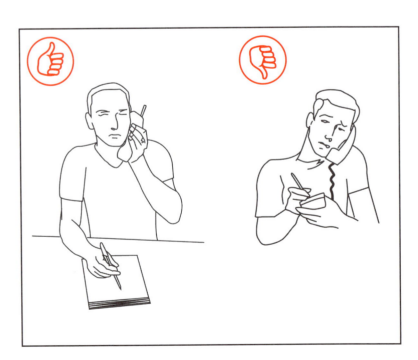

Ler

Manter o livro em uma posição tal que o olhar não precise deslocar-se excessivamente para baixo, o que retificaria a curva cervical.

O livro não deve ser mantido pela força dos braços.

Mantê-lo sobre uma mesa em um suporte é a solução ideal para livros muito pesados.

Mantê-lo sobre uma grande almofada feita de pequenas esferas de isopor que se coloca sobre o colo tem a vantagem de não esquentar a pele e de acomodar facilmente o livro na inclinação desejada. A mão apenas mantém a página aberta.

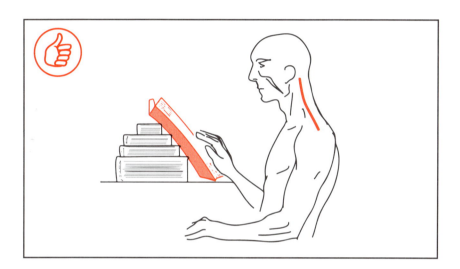

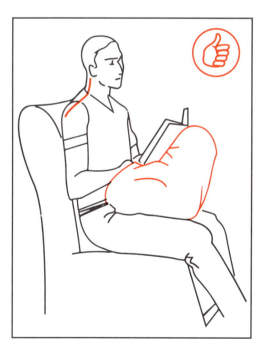

Amamentar

Escolher uma poltrona de assento firme e braço com altura que não ultrapasse as costelas inferiores.

Sentar-se de forma adequada seguindo os princípios já descritos (veja pp. 54-9).

Ísquios apoiados.
Lombar apoiada.
Joelhos a 90° ou menos.
Plantas dos pés bem apoiadas.

Colocar sobre o braço da poltrona uma almofada que acomode o cotovelo do braço que segura o bebê.

Uma boa escolha é uma almofada de bolinhas de isopor. Ela não esquenta a pele e molda-se à forma do que se apoia sobre ela.

É importante lembrar-se de:

• Manter a cabeça do bebê apoiada e inclinada para a frente.
• Olhar para ele, falar com ele, estar atenta ao seu olhar.
• Nunca distrair-se e deixá-lo com a cabeça pendente.

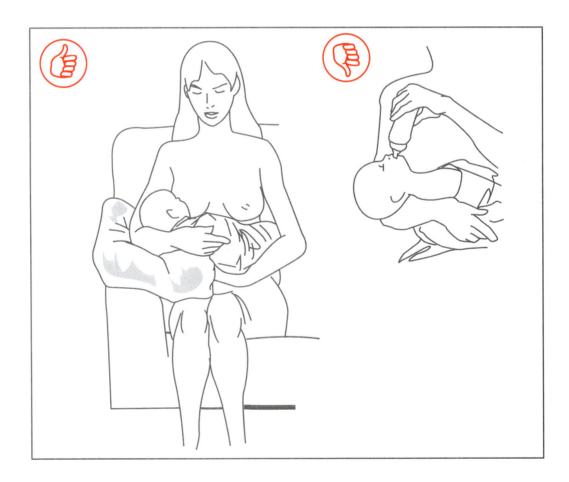

Comer

Sentar-se de forma adequada, seguindo os princípios já descritos (veja p. 54).

Ísquios apoiados.

Lombar apoiada.

Joelhos a 90° ou menos.

Plantas dos pés apoiadas.

Inclinar-se para a frente tendo a imagem da cabeça como um balão de gás que sobe em direção ao teto. Isso mantém a coluna ereta, e a inclinação ocorre em torno do quadril.

Observar o ombro ao levar a colher à boca. Ele não deve realizar nenhum esforço, nem elevar-se.

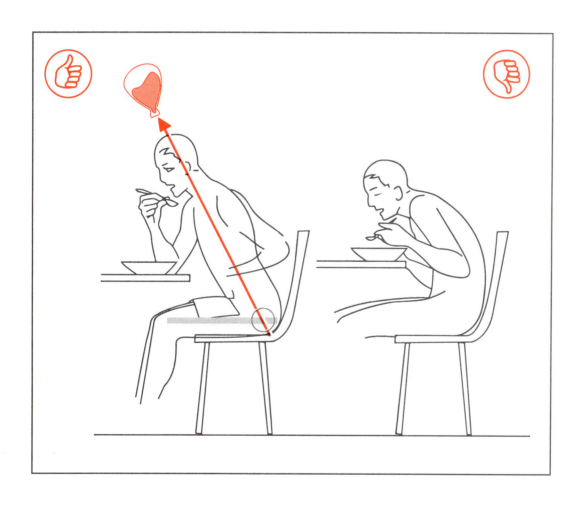

Assistir à TV

Sentar-se de forma adequada em uma poltrona de profundidade e altura ideais ou adaptando o assento a si.

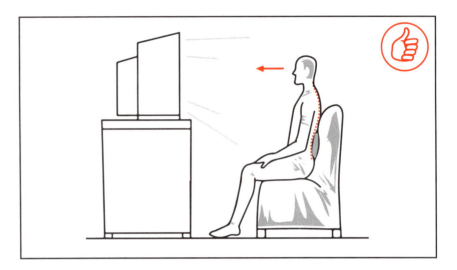

A tela deve estar colocada em posição tal que não exija que a cabeça se incline para a frente ou para trás. É importante preservar as lordoses cervical e lombar.

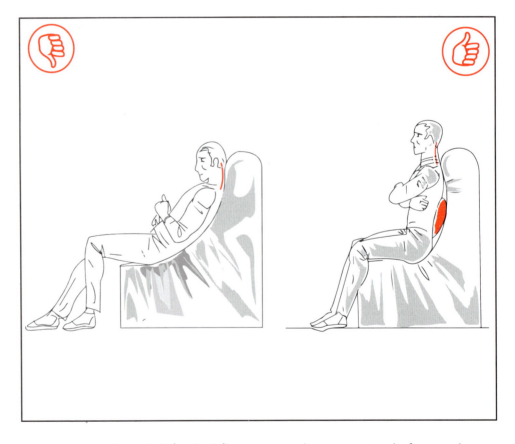

Ao assistir à televisão na cama, deve-se sentar de forma adequada, conforme descrito a seguir.

Ler na cama

Sentar na cama para ler é como sentar no chão (veja p. 60). As mesmas regras devem ser observadas.

É necessário sentar sobre os ísquios e manter a lordose lombar apoiada. Se isso não for possível com as pernas alongadas, sentar com as pernas flexionadas. Se ainda assim não for possível, providenciar uma almofada de espuma densa (densidade 28 ou mais) para colocar sob os ísquios, bem como outro travesseiro ou pedaço de espuma que pode ser enrolado para apoiar a lombar. Manter o livro apoiado sobre uma grande almofada, de preferência de bolinhas de isopor, para que o pescoço não se incline para a frente, desfazendo a lordose cervical.

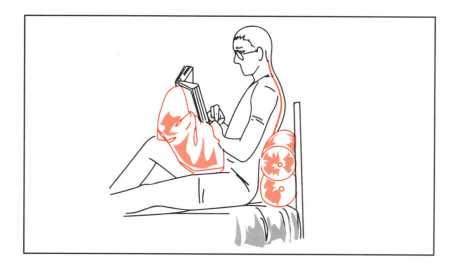

Vestir-se e calçar-se

Para quem tem dificuldades de equilíbrio, osteoporose ou limitações de movimento, ao vestir-se em pé é recomendável encostar na parede, de preferência contra um canto.

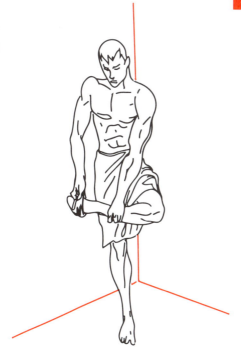

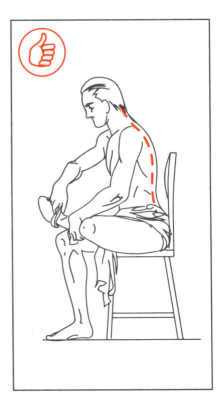

Evitar enrolar a coluna para a frente.
Sentado, manter a coluna ereta e inclinar-se a partir do quadril.

Se houver dificuldades de movimento ou muita retração muscular, utilizar algumas adaptações:

- Colocar meias com um "calça meia".

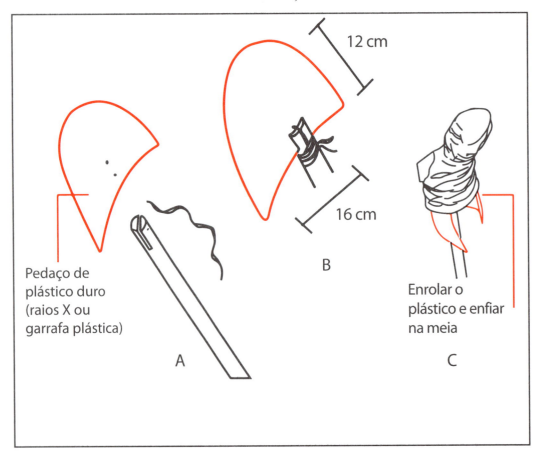

- Utilizar duas longas tiras com pinças de suspensório para vestir cuecas, calcinhas e calças compridas.

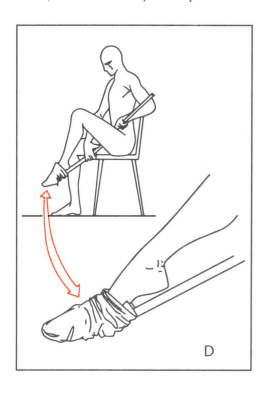

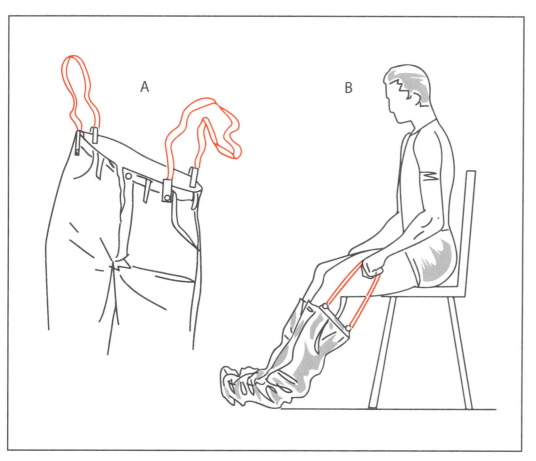

CAPÍTULO 4

HÉRNIA DISCAL

Por causa da altíssima incidência desse problema, vale a pena dedicar um capítulo especial a ele.

O que é?

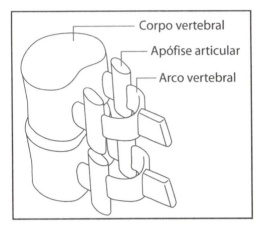

A coluna vertebral é uma sucessão de peças ósseas, as vértebras. A parte anterior da vértebra é denominada corpo. A parte posterior é o arco vertebral.

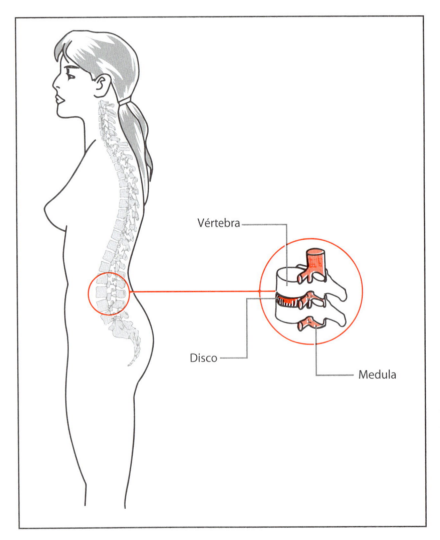

Empilhados uns sobre os outros, os corpos sustentam o peso e estruturam o corpo.

Separando um corpo do outro encontra-se o disco vertebral.

A sucessão de arcos vertebrais forma um canal dentro do qual corre a medula nervosa.

O disco é constituído por um anel fibroso e um núcleo central de líquido gelatinoso denominado núcleo pulposo. Graças a ele os choques recebidos quando dos movimentos corporais são amortecidos.

Se o disco for comprimido por uma carga expressiva, o núcleo se achata. Depois, na ausência de carga, ele retoma sua forma normal.

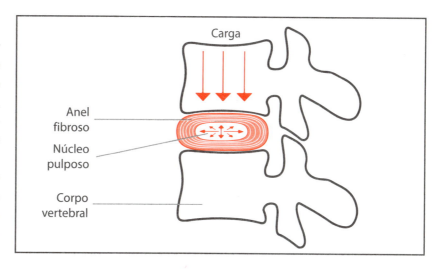

Como se encontra em expansão, ele é capaz de repartir as pressões entre as vértebras, deformar-se e deslocar-se no interior do anel durante os movimentos.

Quando a coluna se inclina para a frente, ele é comprimido anteriormente e empurrado posteriormente. Quando a coluna se inclina para trás, ocorre o contrário.

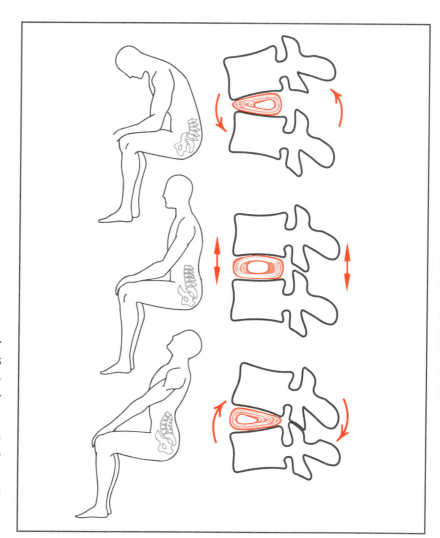

HÉRNIA DISCAL

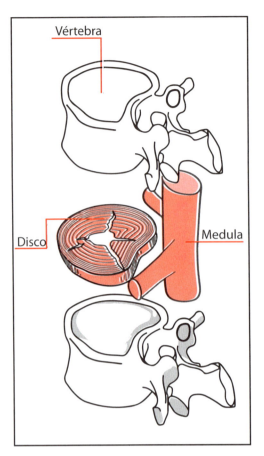

O anel que constitui o contorno do disco pode rachar. As causas são envelhecimento, traumas em consequência de acidentes ou da prática esportiva excessiva, má postura que mantém um de seus lados cronicamente comprimido etc.

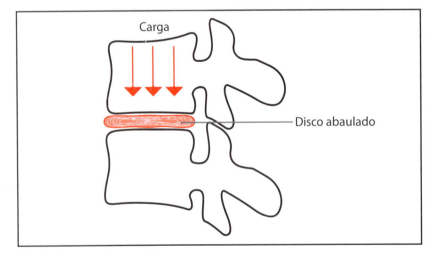

Quando essa fissura parte da região do núcleo, o líquido aí contido começa a migrar para dentro dela, o que diminui a altura do disco e faz que ele comece a se abaular lateralmente. Nos exames de raios X vê-se a diminuição dos espaços entre os corpos vertebrais. Esse pode ser o primeiro sinal de problemas de degeneração discal. Sem o núcleo no centro, as pressões recebidas sobre as vértebras repercutem no anel cujas fibras são esmagadas, ressecam e degeneram ainda mais.

É muito comum que essa fissura ocorra em direção à raiz nervosa que emerge da coluna na região póstero-lateral.

Suponhamos que uma pessoa, já com um ou mais discos da região lombar nessa condição, insista em sentar atrás dos ísquios, com as costas arredondadas para trás, como quase todos sentam, para ver televisão, dirigir ou trabalhar.

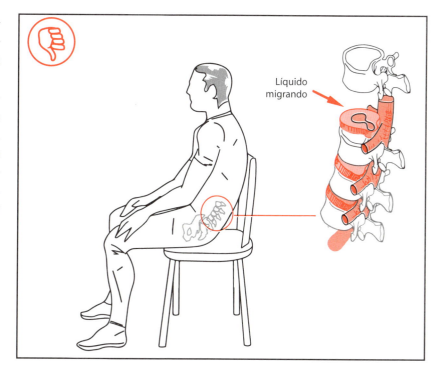

Com os corpos vertebrais aproximando-se na frente e afastando-se atrás, o disco é longamente comprimido na frente, o que empurra o líquido do núcleo para trás.

Um dia, o líquido migra tanto para trás que não consegue retornar rapidamente para o centro quando a pessoa se levanta, endireita as costas e tenta refazer a lordose normal.

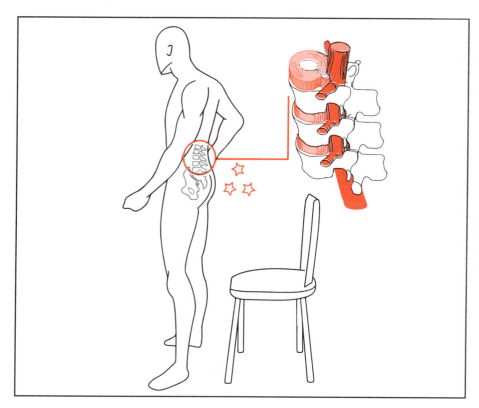

HÉRNIA DISCAL

O líquido que já chega ao bordo do disco, pressionado pelo endireitamento da coluna, forma aí uma saliência tão grande que comprime a raiz nervosa. Outra possibilidade é parte do líquido ser retida na periferia e o centro da fissura se fechar, o que provoca o mesmo resultado. São diferentes manifestações da hérnia discal.

A compressão da raiz nervosa causa uma dor lancinante irradiada com precisão ao longo do percurso da raiz que foi comprimida.

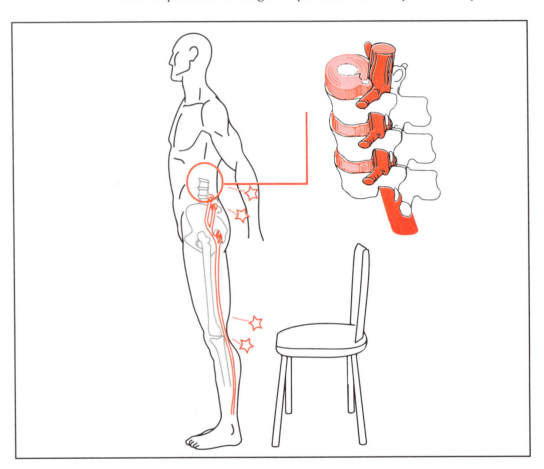

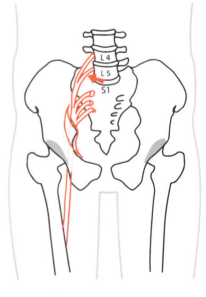

Hérnia discal entre L4-L5 provoca dor ao longo do seguinte trajeto: lateral da coxa, do joelho, face anterior do tornozelo, face externa do dorso do pé e hálux (dedo maior do pé).

Hérnia discal entre L5-S1 provoca dor ao longo do seguinte trajeto: face posterior da coxa, do joelho, do tornozelo externo e dedo mínimo do pé.

Os discos mais comumente atingidos são os localizados entre a última vértebra lombar e o sacro (L5-S1), ou entre a quarta e a quinta vértebras lombares (L4-L5). Hérnias na parte superior da coluna lombar são mais raras, e na região dorsal mais raras ainda. Na região cervical ocorrem com certa frequência (veja cuidados posturais, pp. 96-101).

Logo após levantar da cadeira a pessoa assume uma posição que abre a parte posterior das vértebras para acomodar a hérnia sem tocar o nervo. É uma posição em deslocamento lateral do tronco e de eliminação da lordose lombar. É chamada de posição antálgica porque consegue abrir espaço para acomodar a hérnia sem que esta toque a raiz nervosa vizinha a ela, o que diminui a dor.

Pode haver também diminuição de reflexos, formigamentos e diminuição de movimentos (a pessoa não consegue elevar o pé ou andar na ponta dos pés).

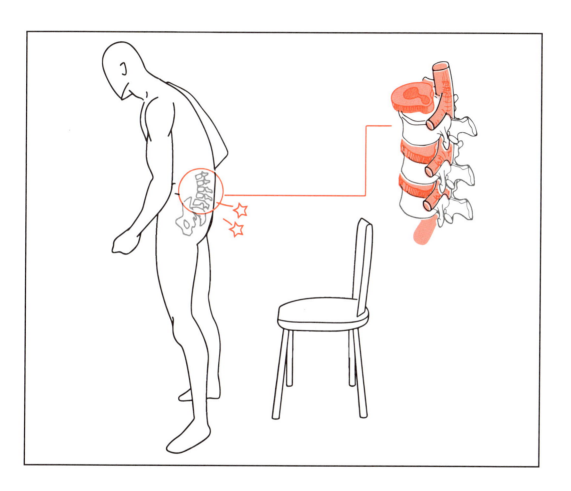

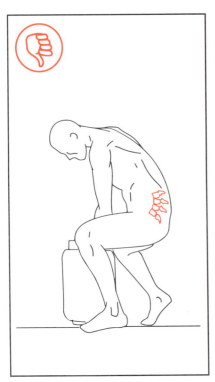

A maioria das hérnias se instala de forma abrupta após um esforço em cifose lombar ou depois que a coluna for mantida durante longo tempo nessa posição:

- Dirigindo muitas horas.

- Remando ou velejando.

- Dormindo em rede.

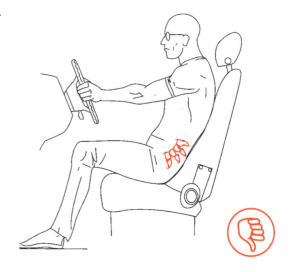

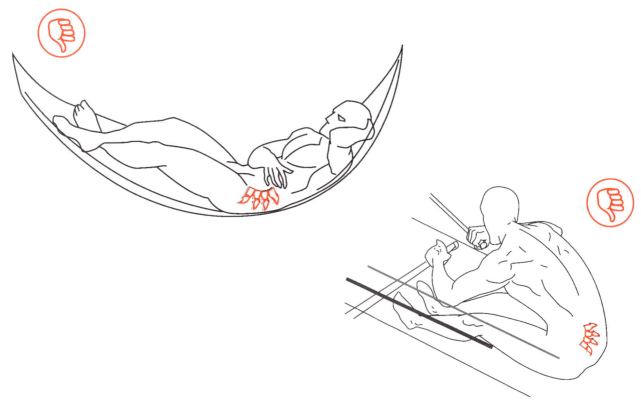

- Realizando qualquer gesto, às vezes banal, inclinando-se para a frente.

Tratamento

Algumas hérnias precisam ser removidas cirurgicamente. Outras regridem, o que se deduz pelo desaparecimento dos sintomas. Em ambos os casos é necessária a participação do médico e do fisioterapeuta para que o problema seja resolvido.

É muito importante lembrar que, se com repouso, medicamento e fisioterapia a dor desapareceu, o problema básico — que é a degeneração do disco — continua. Um disco lesado não volta a ser completamente normal, isto é, ele sempre será frágil, por isso são obrigatórios vários cuidados para que o núcleo não volte a se deslocar. Caso tenha sido necessária a cirurgia, os mesmos cuidados devem ser tomados para que o disco situado acima ou abaixo do disco operado não venha a lesar-se novamente e outra hérnia acabe se formando, o que não é incomum.

Esses cuidados visam prevenir o aparecimento da hérnia. Em outras palavras, **o melhor tratamento da hérnia discal é sua prevenção**. Mesmo para quem nunca apresentou sintomas, os mesmos cuidados são válidos. Portanto, o que se segue vale para alguém que já foi tratado com ou sem cirurgia ou para qualquer pessoa que queira poupar seus discos, fazendo que sua coluna vertebral trabalhe da forma mais equilibrada possível.

O papel do fisioterapeuta é o de, entre outras coisas, dar flexibilidade à musculatura para que as posições descritas a seguir, que previnem uma nova crise de dor lombar, possam ser assumidas.

A prevenção da hérnia discal se faz mantendo a lordose lombar

Como vimos, a hérnia desloca-se para trás em direção à raiz nervosa quando é empurrada nessa direção. Para que isso aconteça é necessário que a coluna se arredonde para trás formando no lugar da lordose uma "cifose lombar". Portanto, se nas posições que são mantidas durante muito tempo a lordose lombar for preservada, o núcleo não terá chance de se mover.

As posições mais críticas que requerem cuidados especiais são:

- Sentada.
- Deitada de lado.
- Inclinada para a frente.
- Inclinada para a frente realizando esforço.
- Para ter relações sexuais.

Posição sentada

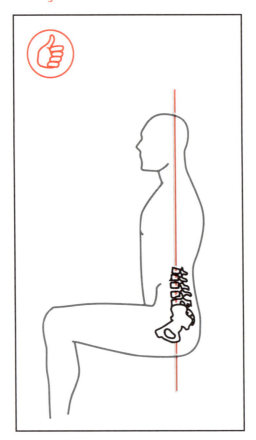

É fundamental que a lordose lombar seja estimulada por meio de um apoio consciente sobre os ísquios e mantida por meio de um apoio adequado na região lombar.

Nunca sentar de forma relaxada em cifose lombar.

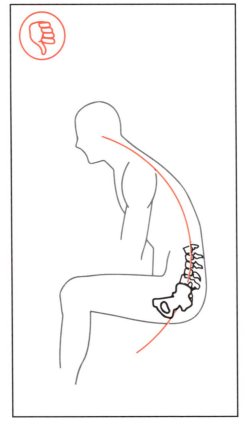

Como encontrar a forma correta de sentar, como escolher um assento adequado para cada ocasião ou como adaptar um assento inadequado? Tudo isso está exposto na primeira parte deste capítulo "posição sentada" (veja pp. 54-65).

Posição em decúbito lateral para dormir

Dormir de lado com pernas fletidas deve ser evitado porque também nessa posição o núcleo pode ser empurrado para trás — e é muito comum as pessoas portadoras de hérnias discais se queixarem de acordar sentindo-se à beira de uma crise.

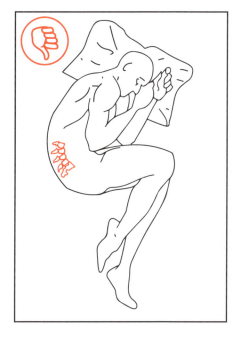

Assim, algumas adaptações devem ser feitas para dormir preservando a lordose lombar.
Material necessário: uma longa fronha de 35 centímetros de largura por 1,30 metro de comprimento e três travesseiros.

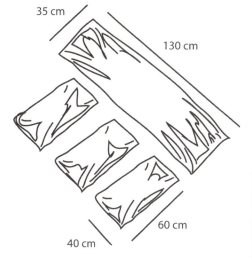

Colocar dentro da fronha os três travesseiros grandes dobrados no sentido do comprimento, de forma que fiquem mais densos e de altura razoável, formando um longo rolo.

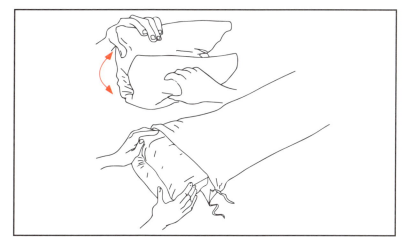

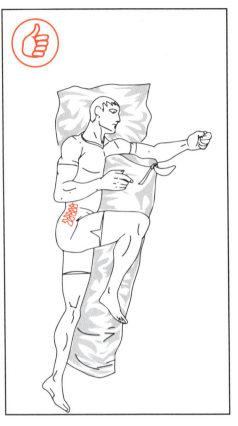

Esse rolo formará um travesseiro de corpo que deverá ser colocado da seguinte maneira:

Apoiar o corpo do peito até abaixo do joelho da perna de baixo que permanecerá estendida – o rolo vai impedir que o joelho de baixo se dobre, preservando a lordose ou ao menos a posição reta da lombar. A perna de cima fletida e apoiada sobre o rolo relaxa ao colocar os músculos anteriores e posteriores em um comprimento semelhante, o que dá a sensação de descanso característico dessa posição.

É interessante fazer a fronha e não encomendar um rolo já pronto porque, quando de uma viagem, a fronha longa pode ser retirada, levada para qualquer parte e preenchida com outros travesseiros.

Inclinação para a frente

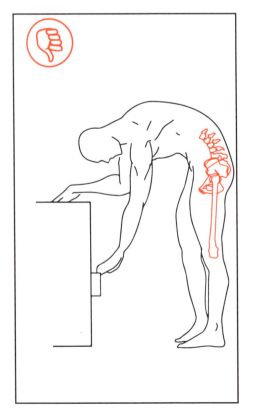

Deve ser realizada sempre usando a articulação do quadril e NUNCA a coluna lombar.

Vejamos duas formas de realizar o mesmo movimento.

Na primeira forma, não há movimento entre o ilíaco e o fêmur nem na articulação do quadril. Tudo ocorre graças à mobilidade entre as vértebras lombares, o que comprime os discos na frente e empurra os núcleos para trás, com todas as consequências já analisadas.

Na segunda forma, flexiona-se o quadril e não a coluna lombar; não há movimentos entre as vértebras, o que protege os discos, visto que a distância entre os corpos vertebrais não se altera.

Esse movimento mostra como a lombar deveria ser preservada nas inclinações anteriores e quanto a musculatura posterior das pernas deve ser flexível.

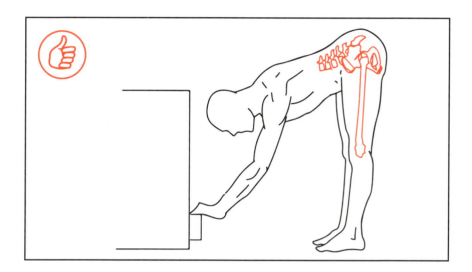

Claro que abrir uma gaveta pode ser feito de forma mais simples e igualmente segura.

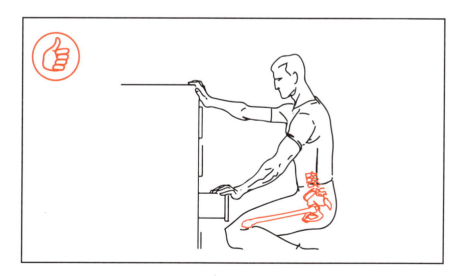

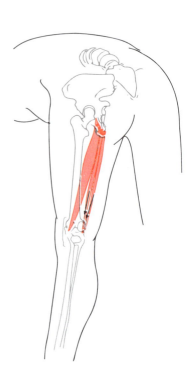

Caso inclinar para a frente fechando o quadril de forma adequada seja impossível, o que é muito comum, podemos afirmar que os músculos da região posterior do quadril e da coxa estão muito retraídos. Como se originam abaixo do joelho e se inserem na região posterior da bacia, nos ísquios, tomam ponto fixo lá embaixo, atrás do joelho que está em extensão, e impedem o movimento normal da bacia para a frente. Por essa razão, a amplitude de movimento necessária será garantida por outras articulações, aquelas entre as vértebras.

Se esse for o caso, é necessário consultar um fisioterapeuta para saber qual a melhor forma de alongar essa musculatura sem arredondar a lombar, forçando os discos.

Devem-se evitar exercícios que exijam inclinação anterior da coluna lombar — esta não deve nunca ser arredondada para trás (flexionada anteriormente ou cifosada, que quer dizer a mesma coisa). Os movimentos devem ser sempre realizados mantendo a lombar reta ou lordosada.

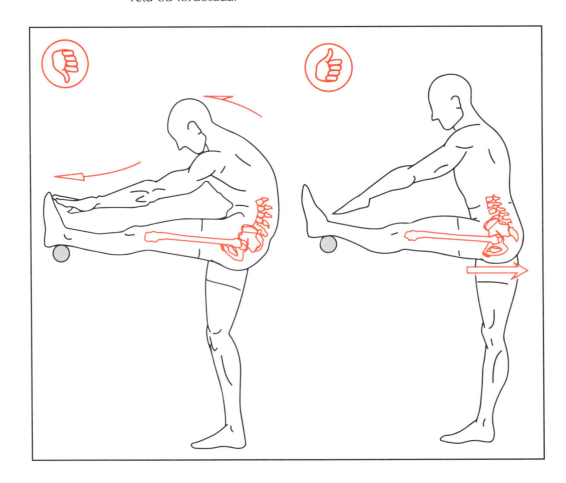

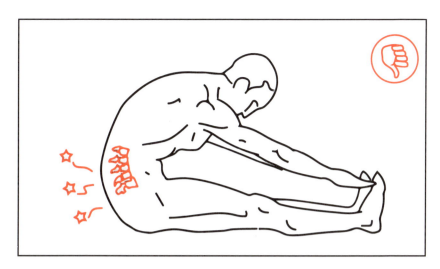

No caso de exercícios abdominais, nunca elevar-se a partir do chão em cifose lombar.

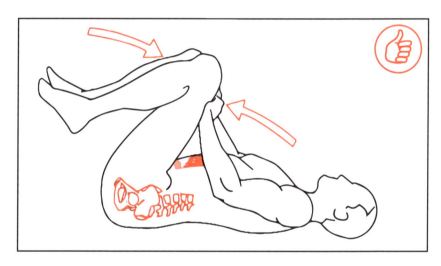

São preferíveis exercícios isométricos

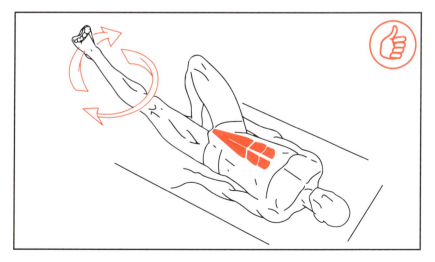

ou aqueles que usam as pernas como alavanca.

Inclinação para a frente realizando esforço — Balão abdominal protetor

Quase todas as vísceras abdominais estão contidas em um saco denominado peritônio.

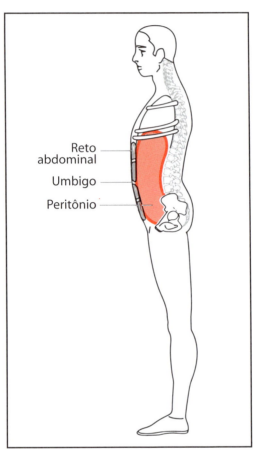

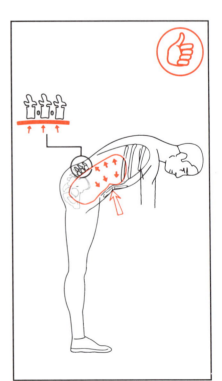

Se um indivíduo se inclina para a frente contraindo seus abdominais, há aumento da pressão no interior desse saco, que por sua vez vai ser empurrado contra a coluna lombar. Se essa pressão for mantida durante a inclinação do corpo para a frente, isso dará um ponto de apoio às vértebras lombares, que não diminuem a distância entre os corpos na região anterior, não pressionando, assim, os discos intervertebrais. O peritônio passa a ser um balão abdominal protetor da coluna lombar.

Essa contração abdominal deve ser realizada:

- Soltando o ar e abaixando as costelas, o que aciona parte importante dos abdominais.
- Levando o umbigo para dentro, o que aciona outra parte importante dos abdominais e cria o "balão abdominal protetor".

ATENÇÃO:
A contração dos abdominais deve ser realizada sem aproximar o púbis do umbigo. Isso arredondaria a lombar.

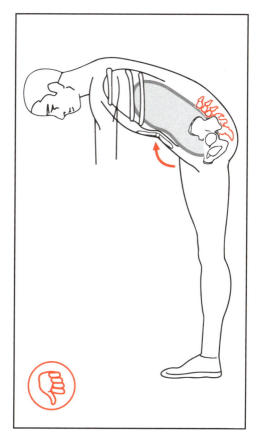

Se um esforço for realizado nessa posição sem a utilização desse balão abdominal protetor os bordos anteriores dos corpos se aproximam mais facilmente, os posteriores se afastam e o núcleo é empurrado para trás.

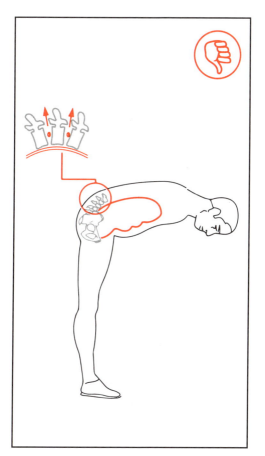

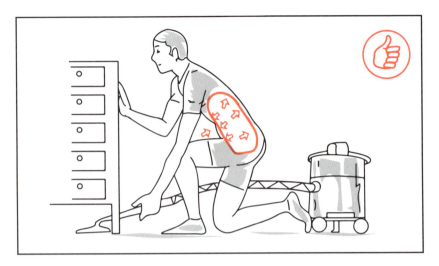

O portador de hérnia discal, bem como indivíduos sedentários e idosos, deve sempre manter a coluna lombar ereta ao se abaixar, além de evitar levantar peso.

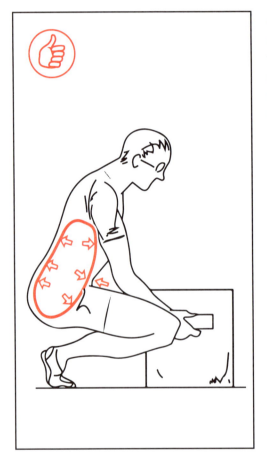

Quando isso não for possível, ao realizar o esforço, deve-se estar vigilante para que a coluna permaneça em lordose e os abdominais trabalhando para formar o balão protetor.

Se não for possível realizar o esforço seguindo essas regras, deve-se simplesmente não realizá-lo. Mesmo que, com todos os cuidados do mundo, as crises de hérnia não ocorram há muito tempo, é necessário lembrar que, uma vez lesado, o disco sempre será frágil, e o núcleo pode se mover quando menos se espera.

Cuidados ao ter relações sexuais

Muita gente "trava" nesses momentos. Aí vão algumas sugestões de posições que preservam a lordose lombar:

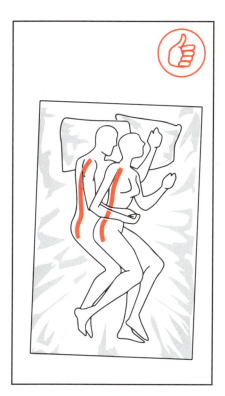

- **Posição lateral:** aqui o parceiro da frente pode manter a lombar em lordose, e o de trás deve ter mais cuidado para que a lombar não "cifose".

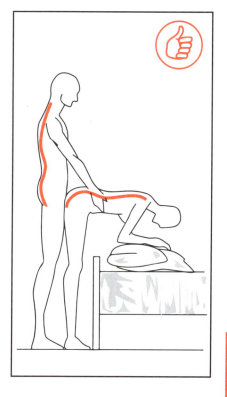

- **Em pé:** o parceiro da frente consegue manter a lordose lombar se tiver boa flexibilidade dos músculos posteriores das pernas; já o de trás precisa ter mais cuidado — se for ele o portador da hérnia, os movimentos devem ser mais contidos, e a finalização do ato deverá acontecer em outra posição. É necessário também adaptar a altura das pernas, com o menor subindo em um apoio.

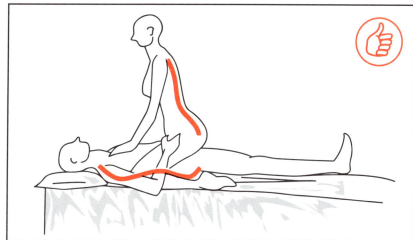

- **Mulher cavaleira:** ambos os parceiros conseguem manter a lordose lombar.

Hérnias discais cervicais

São aquelas que aparecem na região do pescoço e irradiam dor ao longo do braço, seguindo um trajeto muito preciso, que corresponde à raiz nervosa que está sendo comprimida.

Se a dor ou o formigamento que se sente no braço forem generalizados, sem um caminho preciso, isso pode ser consequência de um tensionamento importante dos músculos dos ombros e do pescoço (em particular os escalenos), causado por estresse, má postura ao dormir, prática de exercícios com os ombros em posições inadequadas etc. Nesse caso, fisioterapia e orientação postural nas atividades diárias podem resolver o problema.

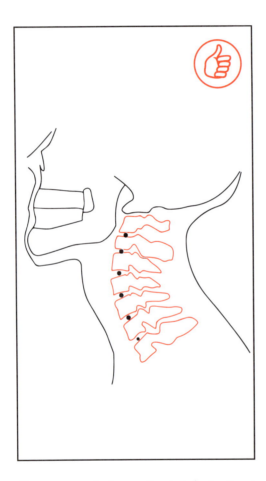

O processo de formação da hérnia discal cervical é semelhante ao descrito para a lombar. Durante as atividades costumeiras, a curva cervical deve ser preservada.

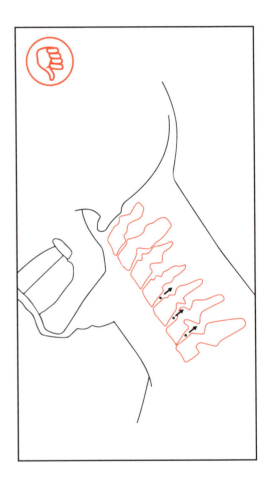

A degeneração dos discos dessa região está associada à redução frequente e mantida da lordose cervical, o que leva à migração do núcleo para trás.

Veja alguns exemplos de atividades que colocam o pescoço em posições inadequadas, eliminando a lordose:

- Digitar olhando um teclado baixo.
- Ler horas seguidas com a cabeça inclinada para a frente, em direção ao livro.
- Praticar elevação de peso na academia.

Um dia aparece uma dor que faz um caminho preciso ao longo do braço. A descrição do caminho da dor pode auxiliar na localização da hérnia: por exemplo, se o paciente descreve a dor terminando no dedo mínimo e na metade do anular, o médico sabe em que região da coluna deve estar ocorrendo uma compressão de raiz. Como sempre, é necessário que o médico seja procurado. Com a ajuda de exames específicos ele poderá confirmar o diagnóstico de hérnia, visto que outros fatores também podem provocar sintomas semelhantes.

Uma vez que a crise aguda foi afastada após a consulta ao médico e ao fisioterapeuta, o tratamento que se segue é a prevenção.

Em geral, logo após a fase aguda, a tendência da região é permanecer muito reta, sem a curva normal, que é a lordose cervical. Assim, o fisioterapeuta deve entrar em cena para reconstituir a curva normal por meio de mobilizações específicas, mas a manutenção dessa curva é trabalho da própria pessoa durante o resto da vida. No dia a dia, suas atividades devem ser planejadas de forma a não retificar a curva cervical. Essa curva deve ser preservada. É impossível fazer um levantamento de todas as atividades e de suas necessidades específicas. O fisioterapeuta pode auxiliar na adaptação para cada caso. Aqui vão algumas sugestões para as situações mais comuns:

- **Ao trabalhar diante do computador:** digitar sem olhar o teclado e manter a tela na altura da linha horizontal do olhar (veja p. 67).

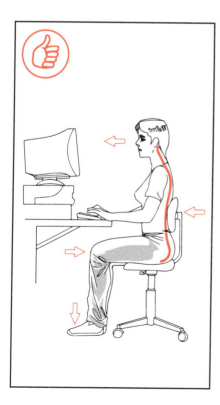

- **Ao sentar para ver TV:** sentar adequadamente sobre os ísquios (veja p. 72) e manter a tela na linha horizontal do olhar.

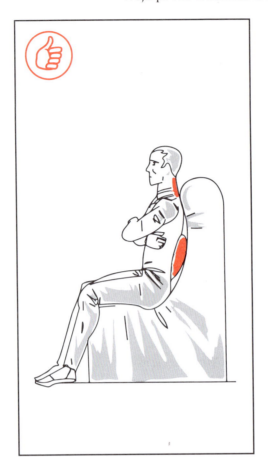 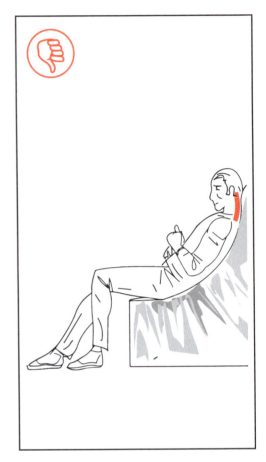

- **Ao viajar muitas horas sentado:** existem no mercado suportes infláveis para manter o pescoço na posição adequada. Se o modelo não tiver fecho anterior, é necessário prendê-lo de alguma forma, amarrando-o com uma echarpe ou colocando-o por dentro da camisa, conforme ilustração.

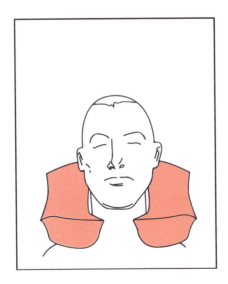 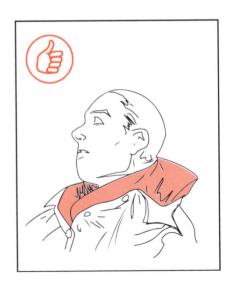

- **Ao ler:** é necessário manter uma boa postura sentada (veja p. 69) e um apoio para o livro que o deixe em uma altura adequada para a preservação da lordose cervical.

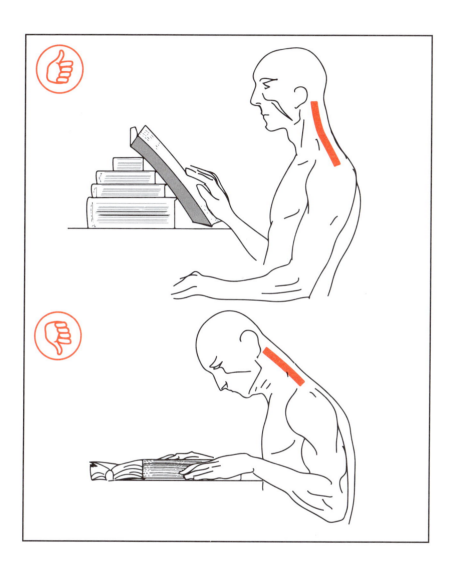

- **Ao dormir:** o travesseiro de rebordo mais alto e arredondado permite apoiar a lordose cervical quando se deita de costas e compensar a altura do ombro quando se deita de lado. Pessoas com retificação da lordose cervical com a coluna muito rígida não suportam esse apoio, que obriga a cervical a entrar em lordose. Se esse for o caso, é necessário recorrer a um fisioterapeuta para que essa região seja trabalhada até tornar-se mais flexível e suportar o apoio.

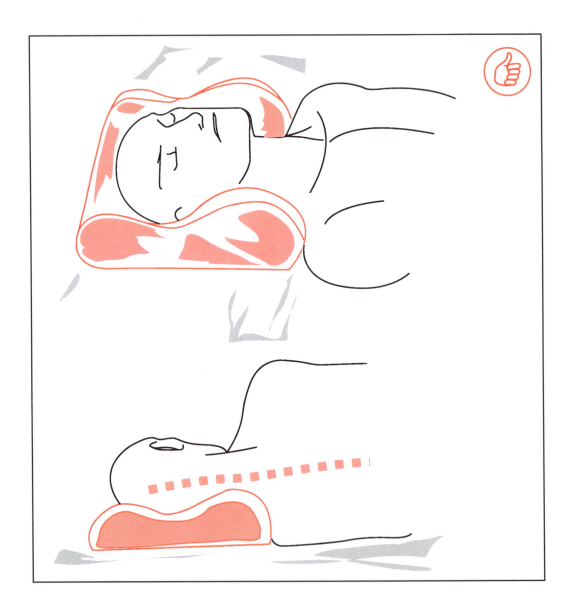

- **Ao realizar exercícios na academia:** vários são os exercícios de musculação que exigem esforço de braços com fixação da cervical em retificação, que passa a ser ponto fixo para o movimento. Essas retificações devem ser sempre evitadas (veja pp. 96 e 110). Nesse exemplo pode-se colocar um rolinho de espuma densa sob o pescoço – não para se apoiar sobre ele, mas para sentir a posição ideal que deve ser mantida.

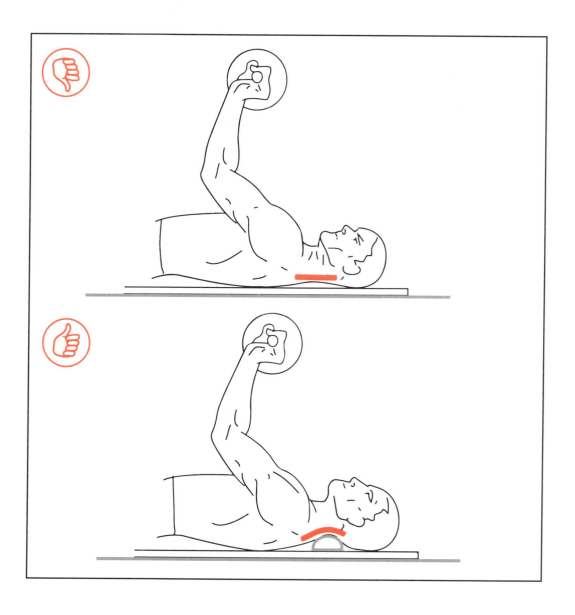

CAPÍTULO 5

CUIDADOS POSTURAIS NA ACADEMIA DE GINÁSTICA

O envelhecimento traz a diminuição da força muscular, o que ocorre dramaticamente entre os 60 e os 90 anos de idade. Após os 60, às vezes antes, as pessoas começam a relatar dificuldade ao elevar-se e ao abaixar-se, ou ao subir em um banco alto, fatos que podem ser o prenúncio da impossibilidade da manutenção de uma vida autônoma no futuro. Dos 60 aos 80 anos, a queda de força é extremamente rápida. Pesquisas demonstram que a atividade física com exercícios resistidos (não exercícios leves, do tipo caminhada) durante a fase de envelhecimento podem retardar o processo de forma muito significativa, possibilitando sentar-se no chão e levantar-se sem problema, subir um degrau alto ou descer sem precisar de ajuda. Um indivíduo de 80 anos de idade, treinado, pode ter a mesma capacidade de gerar força que um indivíduo de 30 anos sedentário, o que é suficiente para uma vida autônoma.

Os exercícios aeróbicos — como caminhar, nadar e dançar — são importantíssimos para o sistema cardiorrespiratório. Porém, como respeitáveis pesquisadores têm concluído que atividade física com exercícios contra a resistência é fundamental para preservar a força muscular, nos últimos anos grande número de pessoas a partir dos 40 anos de idade começa a frequentar a academia para fazer musculação.

Em qualquer idade, cuidados devem ser seguidos para preservar as articulações de esforços excessivos. De nada adianta melhorar a força muscular e acelerar o processo de artrose articular. Esses cuidados são, obviamente, ainda mais relevantes para os indivíduos mais velhos. Sem pretender cobrir todos os detalhes de um bom trabalho de musculação, aqui vão algumas sugestões que pretendem despertar a atenção para a importância da boa postura ao executar tal trabalho, única forma de preservar as articulações enquanto se pretende melhorar os músculos.

Encaixar os ombros

Isto é, mantê-los descidos, longe das orelhas, por meio de um esforço consciente, enquanto os braços realizam uma atividade.

Ao elevar-se um peso, o ombro não acompanha o movimento dos braços.

É comum os ombros elevarem-se e a prega do cotovelo girar para cima.

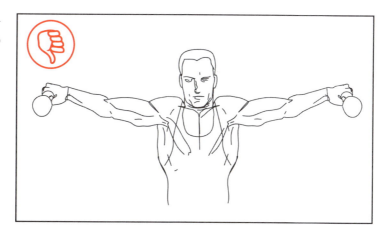

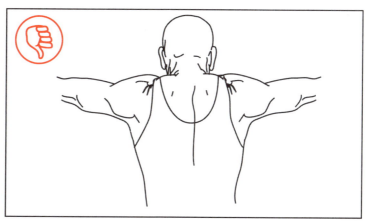

O adequado é o ombro descer enquanto a mão se eleva. Nesse caso, a linha do pescoço se libera e os músculos acima dos ombros relaxam, enquanto os músculos posteriores e laterais inferiores do tronco trabalham fortalecendo-se e imobilizando os ombros, que se tornam âncoras estabilizadoras para os movimentos dos braços.

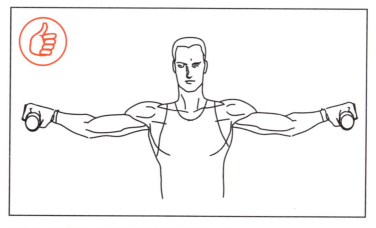

Isso vale para todo e qualquer movimento, em aparelhos ou fora deles, em exercícios destinados a todos os músculos relacionados com os braços: tríceps, bíceps, peitorais e dorsais.

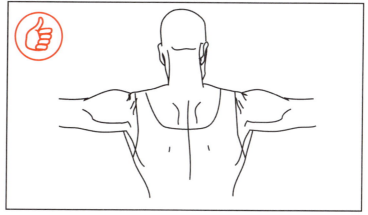

Braços em posição coordenada

Observando o mesmo movimento sob outro ângulo, nota-se que há tendência de levar os braços excessivamente para trás e os cotovelos para baixo.

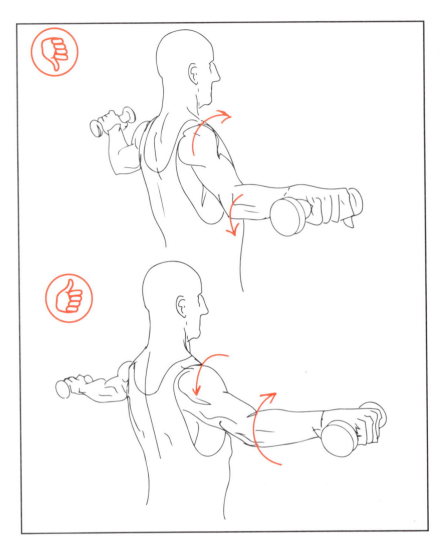

Os braços devem permanecer ligeiramente à frente do corpo. Ombros encaixados, isto é, descidos em direção ao chão. Cotovelos elevados em direção ao teto.

Não impulsionar

Ao elevar-se um peso, o movimento deve ser feito sem impulso.
Se for necessário impulsionar, é sinal de que a carga é excessiva e de que provavelmente as posições adequadas de ombros encaixados e braços coordenados não estão sendo observadas.
Se a carga for diminuída, as posições adequadas respeitadas e a velocidade do movimento controlada, o trabalho muscular resultante será muito mais intenso, porque envolverá maior número de músculos que trabalharão mais tempo.

Balão abdominal protetor

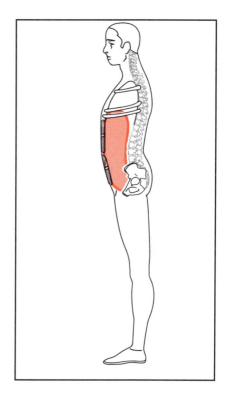

A maior parte das vísceras está dentro de um saco, o peritônio (veja p. 92).

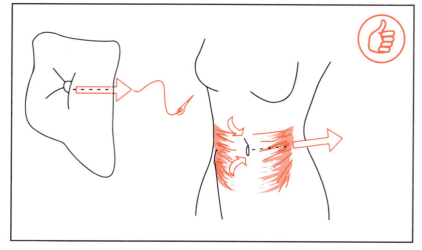

Quando se coloca o umbigo para dentro como um botão de almofada costurado lá para trás, o peritônio torna-se um *air bag* que se apoia contra as vértebras lombares, sustentando-as.

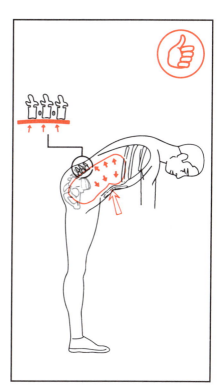

Mesmo ao inclinar-se para a frente, a parte anterior dos corpos não se aproxima, empurrando os discos para trás.

Em todos os movimentos que envolvam esforço, sejam eles de braços ou de pernas, o balão abdominal protetor deve ser acionado, por exemplo:

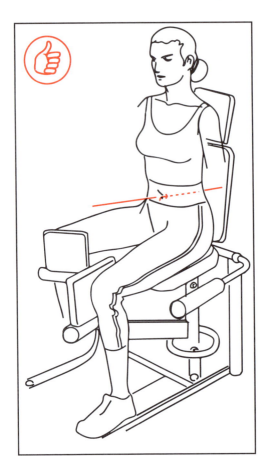

Quando se aproximam os joelhos nas cadeiras para exercícios de adutores contra resistência (bem como quando se afastam nos exercícios de abdutores), o balão abdominal protetor mais o apoio lombar adequado protegem as vértebras e os discos vertebrais.

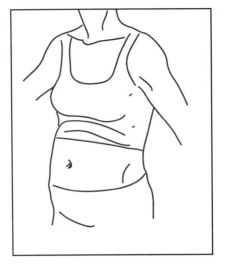

Nunca se deve soltar a barriga enquanto esses esforços estão sendo feitos. Mesmo durante as inspirações, o umbigo deve ser mantido para dentro e as costelas, rebaixadas. A inspiração deve ser de pequena amplitude e realizada na região superior do tórax.

Cuidados ao realizar exercícios abdominais

A cervical não deve retificar-se brutalmente em momento nenhum. No chão, ela deve estar em contato com uma espuma arredondada que dá a sensação da posição em que deve ser mantido o pescoço. Ao elevar-se a cabeça o queixo sobe, mas deve manter-se longe do peito, como se mantivesse uma bola de tênis apoiada contra a região anterior do pescoço.

A lombar deve ser protegida pelo balão abdominal protetor, acionado durante todo o tempo do exercício, mesmo durante a inspiração. Além disso, as plantas dos pés apoiadas no chão, com os joelhos flexionados, levam a um relaxamento dos músculos anteriores do quadril, o que diminui a lordose lombar e facilita o apoio dessa região contra o chão.

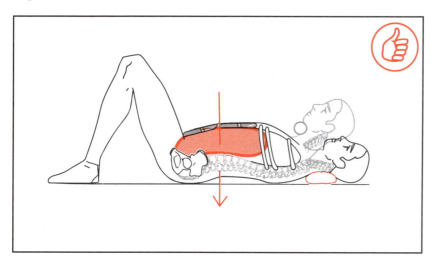

Exercícios isométricos de abdominais, como esse, são ideais. Os músculos da região anterior do abdome trabalham intensamente, sem que haja nenhum tipo de movimento, o que poupa a coluna lombar.

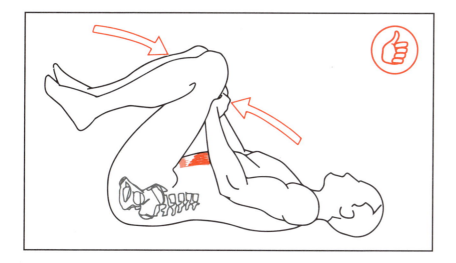

Outra excelente opção são trabalhos nos quais as pernas movem-se enquanto a bacia é imobilizada por uma forte contração da musculatura abdominal. É fundamental que nesse caso a bacia NÃO se movimente.

ATENÇÃO:

No exemplo ilustrado, se o indivíduo não for capaz de imobilizar a bacia, os círculos feitos com a perna devem ser diminuídos e paulatinamente ampliados à medida que se ganha força muscular.

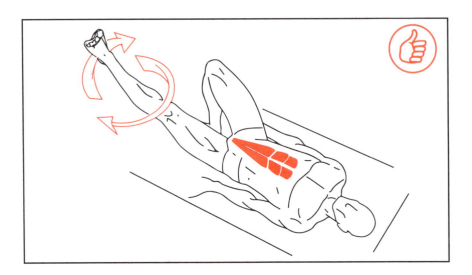

Não retificar a cervical

Isto é, não forçá-la para trás, desfazendo sua curvatura natural.

A curva cervical normal forma uma concavidade para trás; a linha inferior do queixo é paralela ao chão.

Se a nuca apresentar-se reta e o queixo para dentro, duplo ou com sua linha inferior mal delineada, é sinal de que a curva cervical foi eliminada e de que houve "retificação da lordose cervical".

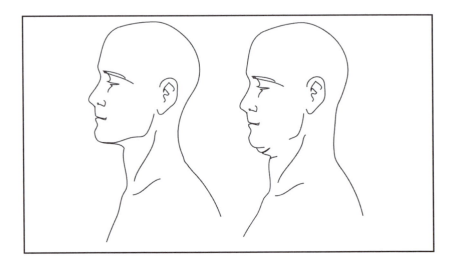

Vejamos algumas situações em exercícios de musculação nas quais essa retificação é estimulada.

Exercícios para músculo grande dorsal no Pulley

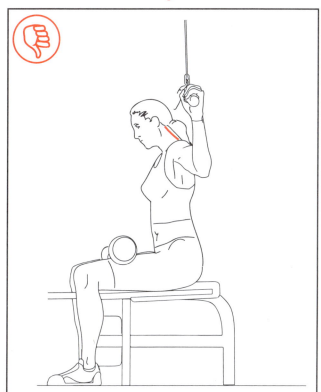

Quando a barra é puxada para trás — Pulley dorsal —, é comum inclinar-se a cabeça excessivamente para a frente, o que anula a curva do pescoço.

O correto é sentar bem sobre os ísquios, preservando a curva lombar:

- Levar o umbigo para dentro.

- Crescer em direção ao teto e levemente para a frente.

- Manter a curva normal do pescoço.

- Baixar e elevar a barra controlando os ombros em posição de encaixe (para longe das orelhas).

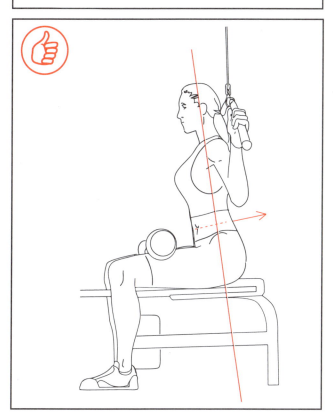

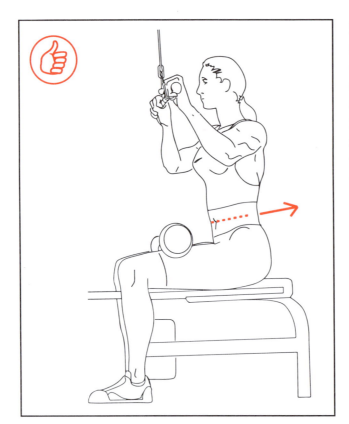

Este exercício exige que os braços sejam colocados para trás do corpo. O ideal é que permaneçam sempre levemente à frente do corpo quando esforços ou movimentos de precisão forem realizados. Assim, o melhor é fazer esse exercício pela frente, em Pulley frontal.

Elevação de peso

Sempre que os braços são solicitados contra resistência com máquinas ou halteres, como no exercício supino, por exemplo, há tendência de retificar a cervical. Isso deve ser cuidadosamente evitado. A linha do queixo deve estar perpendicular ao chão quando se está deitado, ou paralela a ele quando se está em pé.

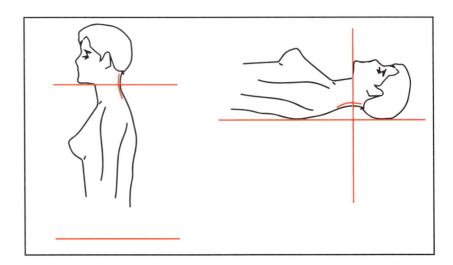

Dicas para manter a posição da linha do queixo:

- Colocar um rolo de espuma no pescoço para lembrar da posição a ser mantida. Isto é, o rolo não deve ser pressionado. Está ali para indicar a forma da curva cervical que deve ser mantida durante todo o exercício.

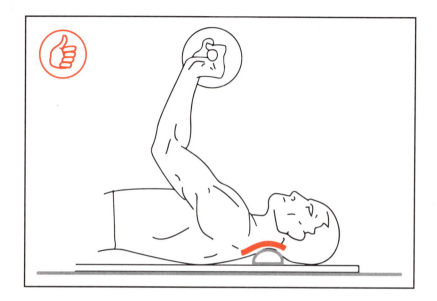

- Colar a língua contra o céu da boca, como se fosse estalar, o que ajuda a manter a linha inferior do queixo bem posicionada.

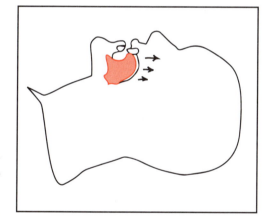

Cuidados com os joelhos

Não hiperestender

Nas posições estáticas em pé, ou durante movimentos de flexão-extensão repetidos nos aparelhos, deve-se tomar cuidado para que na extensão total a articulação não seja forçada para além de zero grau. Deve-se mesmo evitar chegar a zero grau e frear o movimento pouco antes.

Aqui estão alguns exemplos:

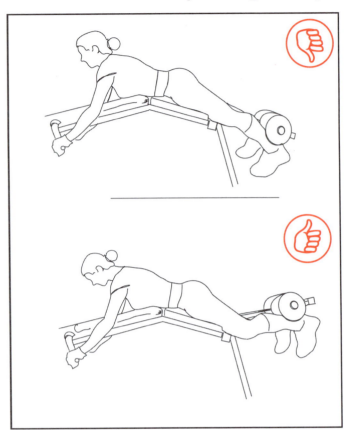

- **Na mesa romana deitada**: ao descer os pés, os joelhos não devem chegar à extensão total e muito menos ultrapassá-la. Ao contrário, devem ser bloqueados antes da extensão total.

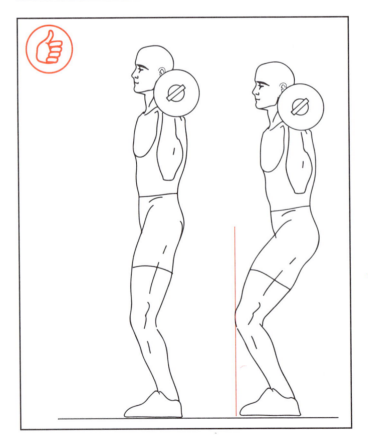

- **Agachamento:** no agachamento livre ou com barra guiada com peso sobre os ombros, os joelhos, ao aproximarem-se da extensão, devem ser bloqueados antes, em leve flexão. Ao flexionarem-se, nunca devem ultrapassar a linha anterior dos tornozelos.

Não realizar movimentos de extensão contra resistência em toda amplitude do movimento

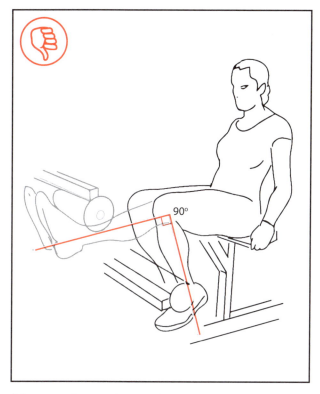

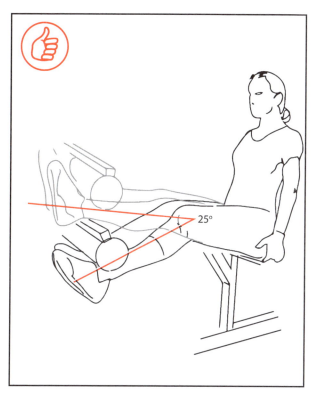

Mesmo não tendo problemas declarados de joelhos, é preferível não realizar o clássico exercício para quadríceps na cadeira extensora em toda amplitude do movimento.

Uma boa solução é bloquear o aparelho a mais ou menos 25° da horizontal e erguê-lo a partir daí até a extensão total. Manter a posição entre cinco e dez segundos e então relaxar.

Se o aparelho não fica bloqueado na posição desejada, pode ser adaptado colocando-se um banquinho abaixo da haste de sustentação do apoio dos pés.

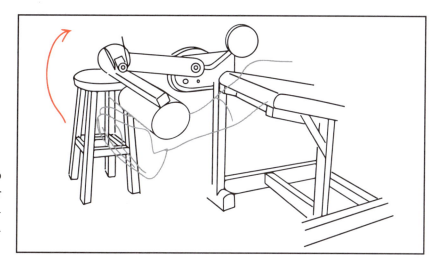

Na esteira

No capítulo sobre a posição em pé (veja p. 22) vimos que:

- Na posição em pé, deve-se imaginar a cabeça como um balão de gás subindo para o teto em direção a um ponto situado uns dez centímetros à frente do ponto projetado exatamente acima dela. É mais uma intenção que uma ação. Não se trata de um esforço monumental.

- Se isso for corretamente realizado, o peso corporal tende a deslocar-se ligeiramente à frente dos calcanhares, para a região dos metatarsos.

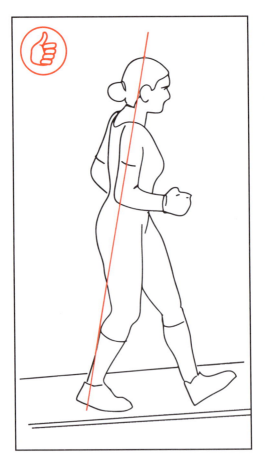

Correndo ou caminhando na esteira, os mesmos detalhes devem ser observados:

- Deve-se sentir que uma linha levemente oblíqua segue do calcanhar posterior para o alto da cabeça, favorecendo o deslocamento para a frente.

- As curvas da coluna estão preservadas.

- Os ombros estão soltos e relaxados.

- Sempre prestar atenção na posição da cabeça. Ela não deve estar posteriorizada, com o peito à frente e os cotovelos recuados. Nesse caso parece (e a sensação corresponde) que a esteira está "ganhando" a corrida.

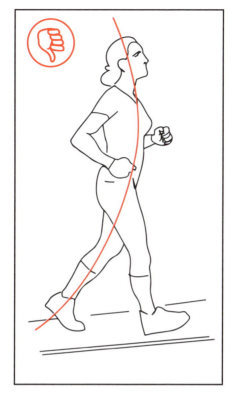

Enquanto se caminha ou corre, é preciso buscar a sensação de estar flutuando acima do chão, indo à frente do apoio, dominando a situação. A cabeça sobe em direção ao teto como um balão de gás seguindo uma linha levemente oblíqua para cima e para a frente.

BIBLIOGRAFIA

ASSOCIATION NATIONALE FRANÇAISE DES ERGOTHÉRAPEUTES. *Vivre son dos au quotidien,* jan. 1997.

BARKER, Sarah. *A técnica Alexander.* São Paulo: Summus, 1991.

DOLTO, Boris J. *Le corps entre les mains.* Paris: Hermann, 1988.

JONES, Frank Pierce. *Body awareness in action.* Nova York: Schocken Books, 1976.

KAPANDJI, I. A. *Fisiologia articular.* Vol. 3. São Paulo: Manole, 1980.

NEGRINI, S. e CARABALONA, R. "Backpacks on! School children's perception of load, associations with back pain and factors determining the load". *Spine,* v. 27, nº 2, 2002, pp. 187-95.

STRANSKY, Judith. *Bien dans sa peau grâce à la technique Alexander.* Quebec: Le Jour Éditeur, 1983.

IMPRESSO NA GRÁFICA sumago
sumago gráfica editorial ltda
rua itauna, 789   vila maria
02111-031   são paulo   sp
tel e fax 11 2955 5636
sumago@sumago.com.br